Nayana Samaraweera

Supervisão dos chefes de saúde: Uma abordagem global

Nayana Samaraweera

Supervisão dos chefes de saúde: Uma abordagem global

ScienciaScripts

Imprint

Any brand names and product names mentioned in this book are subject to trademark, brand or patent protection and are trademarks or registered trademarks of their respective holders. The use of brand names, product names, common names, trade names, product descriptions etc. even without a particular marking in this work is in no way to be construed to mean that such names may be regarded as unrestricted in respect of trademark and brand protection legislation and could thus be used by anyone.

Cover image: www.ingimage.com

This book is a translation from the original published under ISBN 978-3-659-83014-3.

Publisher:
Sciencia Scripts
is a trademark of
Dodo Books Indian Ocean Ltd. and OmniScriptum S.R.L publishing group

120 High Road, East Finchley, London, N2 9ED, United Kingdom
Str. Armeneasca 28/1, office 1, Chisinau MD-2012, Republic of Moldova, Europe
Printed at: see last page
ISBN: 978-620-8-20507-2

Índice:

Capítulo 1
1 Introdução

1.1 Supervisão

O processo de supervisão ajuda a garantir a qualidade das operações do programa e a permitir que o pessoal desempenhe as suas funções com o máximo potencial. A supervisão foi definida como o apoio e a orientação dados por um supervisor ao pessoal subordinado para que este desempenhe as suas funções de forma eficaz e eficiente, a fim de obter satisfação no trabalho (OMS 1993).

As actividades de supervisão visam identificar as diferentes componentes do sistema global que precisam de ser reforçadas para manter ou melhorar a qualidade dos serviços na organização. Neste sistema de supervisão, os diferentes níveis de supervisores e gestores orientam e coordenam o trabalho dos outros para garantir que as metas, os objectivos e as normas da organização são alcançados (Tesdale et al 2000).

Um supervisor eficaz concentra-se no ambiente interno do programa, incluindo o planeamento do programa, a resolução de problemas pela equipa, a monitorização das operações e o progresso no sentido de alcançar os objectivos, bem como no ambiente externo, incluindo as mudanças de políticas e diretrizes, as oportunidades de formação, a comunicação com outros níveis do sistema de saúde e a advocacia. Assim, a supervisão pode ser vista como a utilização coordenada de informações e recursos de diferentes componentes do sistema de prestação de serviços que garantem resultados de qualidade (Yegdich 2001).

1.2 Controlo eficaz

Para que o processo de supervisão seja eficaz, o supervisor que visita periodicamente as actividades do programa deve desenvolver uma abordagem de equipa com o gestor do programa e o pessoal. Para melhorar o processo de supervisão, os supervisores externos devem ter uma boa relação intra-setorial com os gestores locais do programa e com o pessoal, a fim de proporcionar uma supervisão de qualidade (Simmons 1987).

1.2.1 Trabalho de equipa numa supervisão eficaz

As actividades de supervisão visam identificar as partes do sistema global que precisam de ser reforçadas para que os serviços de qualidade possam ser mantidos ou melhorados. Neste sistema de supervisão, diferentes níveis de supervisores e gestores orientam e coordenam o trabalho com o pessoal para garantir que as metas, os objectivos e as normas organizacionais são alcançados (Flahault 1988). Por conseguinte, a supervisão pode ser vista como a utilização coordenada de informações e recursos de diferentes componentes do sistema de prestação de serviços que garantem resultados de qualidade (Zeitz 1993).

Um supervisor eficaz centra-se no ambiente interno do programa, incluindo o planeamento do programa, a resolução de problemas da equipa, a monitorização das operações e o progresso em direção aos objectivos, bem como no ambiente externo, incluindo as mudanças de políticas e de diretrizes, as oportunidades de formação, a comunicação com outros níveis do sistema de saúde e a defesa de causas

(Para realizar as actividades de supervisão de forma regular e eficaz, e para garantir que a supervisão é uma prioridade no âmbito do sistema de cuidados de saúde em geral, os gestores devem certificar-se de que o sistema de supervisão existente tem o nível adequado de apoio da instituição ou organização (Walt 1990).

Os estudos demonstraram que concentrar-se principalmente no desempenho dos indivíduos não é suficiente e não garante que o programa atinja as suas metas e objectivos (Buchan 2004).

Entre 1985 e 1990, foi realizado um projeto de saúde rural no distrito de Salcedo, na província de Cotopaxi, no Equador. O projeto visava reforçar o planeamento local de acordo com a estratégia SILOS (Systemas Integra dos Locales de Salud) da Organização Pan-Americana de Saúde. Um aspeto importante da estratégia era o reforço da supervisão no contexto do planeamento local (Waterson 1982)

O projeto realizou um estudo sobre o sistema de supervisão e concluiu que a supervisão individual era um obstáculo à participação no planeamento das actividades locais. Os supervisores não estavam a conseguir motivar o pessoal a participar no planeamento do seu sistema de saúde local. Quando se passou a supervisionar a equipa local em vez de indivíduos, a participação nas actividades locais de saúde aumentou significativamente. No contexto de recursos limitados e de múltiplas restrições infra-estruturais e culturais à realização das actividades do programa, a abordagem dos problemas em equipa é uma abordagem viável para a sua identificação e resolução. Encontrar soluções para os problemas identificados em equipa ajuda a eliminar as culpas individuais e a criar consenso numa equipa que funciona bem. O desempenho não se baseia na capacidade de um membro individual para influenciar os outros membros, mas é avaliado diretamente através da medição dos produtos do trabalho de toda a equipa (Tarimo 1991).

1.2.2 Desenvolvimento de recursos humanos para uma supervisão eficaz

A falta de recursos humanos experientes e de qualidade pode facilmente comprometer o êxito de qualquer programa de saúde (OMS, 2002). A gestão eficaz dos recursos humanos foi definida como o princípio fundamental do desempenho de um sistema de saúde de qualidade (Buchan, 2004).

1.2.3 Identificação das funções e responsabilidades dos supervisores numa supervisão eficaz

Para satisfazer as necessidades dos doentes no processo de prestação de serviços de saúde de qualidade através da supervisão, o papel da mão de obra deve ser claramente definido e deve estar bem implantado e organizado (Dussault et al, 2003). Para além disso, a força de trabalho deve estar motivada e possuir as competências adequadas para fazer bem o seu trabalho (Buchan 2004).

1.3 Problemas de controlo

No processo de supervisão faltam muitas vezes os recursos necessários e a formação dos supervisores, as visitas de supervisão raramente ocorrem como previsto e os supervisados muitas vezes não compreendem os benefícios da supervisão. Os planeadores do programa raramente têm em conta estas limitações quando concebem as actividades de supervisão, o que piora a situação. A supervisão torna-se muitas vezes um exercício de monitorização e controlo simbolizado pela lista de verificação de supervisão padrão sem uma abordagem de equipa, ou educação no trabalho por parte do supervisor (Ruck e Darnish 1991).

1.4 Razões para uma supervisão de má qualidade

Há muitas razões para a fraca qualidade da supervisão. Embora a supervisão seja frequentemente identificada como o veículo para reconhecer a qualidade dos serviços de cuidados de saúde, normalmente não recebe nem o apoio humano nem o apoio financeiro necessários para realizar e manter plenamente as actividades de supervisão necessárias. Gilson et al (1989) salientaram que, apesar de o contacto frequente ser necessário para apoiar os profissionais de saúde no desempenho eficaz das suas funções, o processo de supervisão é frequentemente ignorado.

De acordo com a descentralização dos serviços de saúde no Sri Lanka, a responsabilidade total pela supervisão das instalações e dos trabalhadores do sector da saúde foi transferida para os distritos, muitas vezes sem que fossem disponibilizados a formação e os recursos necessários para assumir funções de supervisão e também sem uma lista de tarefas definida.

Os recursos normalmente necessários e a formação dos supervisores são muitas vezes insuficientes e as visitas de supervisão raramente ocorrem como previsto e os supervisados muitas vezes não compreendem os benefícios da supervisão. Os planeadores de programas raramente consideram estas limitações da supervisão quando planeiam o programa.

A supervisão reflecte uma abordagem específica de acompanhamento e apoio formal, face a face, ao pessoal de saúde com formação limitada. Com uma formação de base inadequada, os trabalhadores do sector da saúde têm menos probabilidades de serem autónomos, sobretudo se estiverem a trabalhar sozinhos. Por conseguinte, necessitam de níveis de assistência mais elevados do que os colegas com mais experiência (Litsios 1974).

O processo de supervisão torna-se muitas vezes um exercício de monitorização e controlo simbolizado pela lista de verificação de supervisão padrão que se concentra no nível individual sem uma abordagem de equipa, ou na formação no local de trabalho por parte do supervisor. (Buchan 2004). Buchan 2004 afirmou ainda que melhorar o desempenho do programa e manter os padrões através da supervisão do desempenho individual é impraticável porque a maioria dos serviços são complexos e não dependem da ação de um único indivíduo (Buchan 2004).

Além disso, os sistemas que supervisionam o desempenho individual raramente são concebidos para ter em conta o impacto de factores ambientais, sociais e culturais, tais como problemas de programas e políticas, limitações de recursos e dinâmicas de grupo que afectam o desempenho individual (Kelsey & Kerlinger 1986).

1.5 Programa de Saúde Materna e Infantil do Sri Lanka

No Sri Lanka, os esforços organizados para prestar serviços de saúde materno-infantil remontam a meados da década de 1920, com a introdução da Unidade de Saúde, criada em 1926 em Kalutara. Este sistema foi depois gradualmente alargado e, atualmente, existem 258 unidades de saúde no país.

Tendo em conta a importância nacional da saúde materno-infantil, foi criada em 1968 uma divisão específica para a execução do programa
em todo o país. Inicialmente designado como Gabinete de Saúde Materno-Infantil, foi mais tarde redesignado como Gabinete de Saúde Familiar (FHB).

Desde o início da década de 1970, os serviços de saúde materno-infantil receberam maior ênfase e prioridade no sistema geral de prestação de cuidados de saúde. Isto levou a um esforço mais concertado para reforçar as infra-estruturas de serviços, a fim de proporcionar um serviço de saúde eficiente em todo o país.

O Governo do Sri Lanka está empenhado em fornecer um sistema global de cuidados de saúde à sua população. A saúde materna, a saúde infantil e o planeamento familiar constituem uma componente importante do sistema de cuidados de saúde em vigor e os serviços são prestados através das infra-estruturas bem desenvolvidas do Ministério da Saúde, que inclui uma vasta rede de instituições médicas e unidades de saúde.

Desde 1989, a administração do país foi descentralizada com a devolução de poderes administrativos aos

Conselhos Provinciais. O Diretor Provincial dos Serviços de Saúde (PDHS) é responsável pelos cuidados de saúde prestados na província e é apoiado pelos Diretores Provinciais Adjuntos (DPDHS) (agora Diretores Regionais dos Serviços de Saúde) que são responsáveis pelos Distritos Sanitários. At the district level, the Medical Officer Maternal and Child Health (MOMCH), Regional Epidemiologist (RE), Regional Supervising Public Health Nursing Officer (RSPHNO), 2-3 Health

Os responsáveis pela educação, um responsável pelo levantamento estatístico (SSO) ou um responsável pelo planeamento do programa (PPO) apoiam o diretor regional dos serviços de saúde.

Cada Distrito Sanitário é composto por sete a vinte Divisões de Saúde (7-20), que são geridas pelo Oficial Médico de Saúde (MOH). O MOH é apoiado por uma equipa de pessoal de saúde pública composta por Enfermeiras de Saúde Pública (PHNS), Inspectores de Saúde Pública (PHI), Parteiras Supervisoras de Saúde Pública (SPHM) e Parteiras de Saúde Pública (PHM).

A Divisão de Saúde dispõe de uma rede de instituições médicas e de unidades de saúde que prestam serviços de saúde materna, de saúde infantil e de planeamento familiar, tanto a nível institucional como clínico. A Parteira de Saúde Pública (PHM) tem uma área bem demarcada com uma população que varia entre 2000 e 5000 habitantes e presta cuidados domiciliários através de visitas domiciliárias sistemáticas a mães e crianças da comunidade. Fornece educação e aconselhamento sobre saúde e actividades relacionadas com a saúde e o aconselhamento necessário sobre saúde materno-infantil e planeamento familiar a potenciais clientes na sua área. Distribui contraceptivos (orais e preservativos) e faz o acompanhamento regular dos utilizadores de contraceptivos na sua área. Participa igualmente na clínica de saúde materno-infantil e de planeamento familiar da zona, estabelecendo a ligação entre a comunidade e o sistema de saúde.

A enfermeira de saúde pública e a parteira de saúde pública supervisora têm principalmente um papel de supervisão, assegurando a qualidade e a cobertura dos serviços de saúde materna e infantil na divisão. Participam igualmente nas clínicas de SMI/PF realizadas na divisão.

A nível nacional, o Gabinete de Saúde Familiar é a organização central do Ministério da Saúde responsável pelo planeamento, coordenação, monitorização e avaliação do programa de saúde materno-infantil e de planeamento familiar no país.

A Unidade de Investigação e Avaliação da FHB monitoriza a implementação do programa MCH/FP na periferia e é responsável pelo processamento e análise dos dados MCH/FP recolhidos através do sistema de informação sanitária. Também efectua investigação relevante sobre os serviços de saúde.

A saúde materno-infantil abrange um amplo espetro de serviços que incluem:

1. Cuidados maternos - pré-gravidez, pré-natal, natal e pós-natal
2. Cuidados com bebés e crianças
    - Imunização contra doenças comuns da infância
    - Acompanhamento do crescimento e do desenvolvimento com uma nutrição adequada Intervenções
    - Cuidados e desenvolvimento na primeira infância (ECCD)
    - Controlo das doenças diarreicas e das infecções respiratórias agudas
3. Nutrição de mães grávidas e crianças
4. Cuidados com a criança em idade escolar e saúde do adolescente.
5. Planeamento familiar

1.6 Sistema de supervisão atual do programa de saúde materno-infantil/planeamento familiar (MCH/FP) no Sri Lanka

Existem vários funcionários a diferentes níveis do sistema de saúde, que são responsáveis pela supervisão do programa MCH/FP no Sri Lanka. O diretor regional dos serviços de saúde (RDHS) é responsável pela administração geral do distrito (Ministério da Saúde do Sri Lanka, 1999), enquanto o médico responsável pela saúde materno-infantil (MOMCH) e o enfermeiro supervisor regional de saúde pública (RSPHNO) do gabinete do diretor regional dos serviços de saúde (RDHS) são os principais responsáveis pela supervisão do programa de saúde materno-infantil.

O Oficial Médico de Saúde (MOH), a Enfermeira de Saúde Pública (PHNS) e a Parteira de Saúde Pública Supervisora (SPHM) são os responsáveis pela supervisão do Programa MCH na área do MOH.

O bom funcionamento da supervisão é um aspeto importante do programa de saúde mental. A supervisão dos subordinados é efectuada pelos seus supervisores imediatos. A Figura 1 descreve a categoria dos supervisores e dos seus subordinados no processo de supervisão.

Quadro 1 - Sistema atual de supervisão da SMI

Supervisor	Subordinados sujeitos a controlo

RDHS/DRDHS	MOMCH,RSPHNO,MOOH/AMOOH,PHNS,SPHM,PHMM
MOMCH	MOOH/AMOOH,RSPHNO,PHNS,SPHM,PHMM
RSPHNO	PHNS, SPHM, PHMM
MOOH	PHNS, SPHM, PHMM
PHNS	SPHM,PHMM
SPHM	PHMM

De acordo com o Gabinete de Saúde Familiar (FHB), que é o ponto focal do programa MCH no país, e com as listas de deveres dos respectivos oficiais de supervisão (**Anexo 11**), espera-se que cada supervisor efectue um determinado número de supervisões, que é apresentado no Quadro 2.

Quadro 2 - Número previsto de supervisões a efetuar mensalmente e anualmente por cada categoria de supervisores de SMI/PF

Categoria de supervisores	N.º de supervisões a efetuar mensalmente	N.º de supervisões a efetuar anualmente
No escritório da RDHS		
RDHS	05	60
DRDHS	05	60
MOMCH	08	96
RSPHNO	08	96
No gabinete do Ministério da Saúde		
MOOH	05	60
PHNS	06	72
SPHM	10	120

No formato A (RH-MIS A), a enfermeira de enfermagem de saúde pública (PHNS) comunica mensalmente todas as suas actividades de supervisão; no formato B (RH-MIS B), a SPHM comunica mensalmente as suas actividades de supervisão. No final de cada trimestre, as actividades de supervisão registadas nos formatos A e B são introduzidas no formato C. Este formato é elaborado em triplicado. A primeira cópia é enviada ao FHB com o H 509; a segunda cópia é enviada à RDHS com o H 509 e a terceira cópia é guardada no gabinete do Ministério da Saúde.

No gabinete do RDHS, o MOMCH comunica as suas supervisões para o trimestre na Declaração Trimestral dos Médicos Responsáveis pela Saúde Materna e Infantil (MOMCH), que é o RH-MIS 1160. Esta declaração é elaborada em 4 exemplares. Três exemplares são enviados ao FHB, ao Diretor Provincial dos Serviços de Saúde (PDHS) e ao RDHS, respetivamente, e o quarto exemplar é conservado pela MOMCH. A RSPHNO reporta as suas supervisões no formato C.

1.7 Avaliação.

Por definição, a avaliação é uma forma sistemática de aprender com a experiência e de utilizar as lições aprendidas para melhorar as actividades actuais e promover um melhor planeamento através da seleção cuidadosa de alternativas para acções futuras. Isto implica uma análise crítica dos diferentes aspectos do desenvolvimento e da implementação da relevância, formulação, eficiência e eficácia do programa, do seu custo e da sua aceitação, incluindo todas as partes (OMS 1981).

A avaliação engloba várias actividades. Em primeiro lugar, é necessário analisar a pertinência das actividades em curso em termos da sua coerência com a filosofia social do programa. Em seguida, é feita uma análise do progresso na realização das actividades previstas, pela mesma ordem. Avaliação da eficiência, comparando os resultados obtidos com os esforços despendidos, sendo estes últimos expressos em termos de pessoas, tempo, dinheiro e tecnologias sanitárias. A análise da eficácia do programa visa medir em que medida o programa parece estar a reduzir a gravidade da doença.

A avaliação pode também incluir uma avaliação do grau de participação da comunidade no programa e da satisfação com o mesmo. Pode também incluir uma avaliação do grau de participação da comunidade no programa e da sua satisfação com o mesmo. O impacto é uma expressão do efeito que o programa está a ter no desenvolvimento socioeconómico global da comunidade (OMS 1978).

Quando estamos a avaliar um programa de saúde, é necessário desenvolver indicadores para medir a mudança. Seria conveniente dispor de um indicador composto para a prestação de cuidados de saúde, mas não existe nenhum indicador satisfatório desse tipo. É preferível desagregar a prestação e distinguir diferentes medidas de prestação em termos de acessibilidade, utilização e qualidade dos cuidados (OMS 1978).

Capítulo 2

2 Justificação do estudo

A supervisão pode ser definida como uma componente essencial para alcançar os objectivos do programa. Embora a supervisão contínua seja um processo importante, é frequentemente negligenciada. As visitas de supervisão tradicionais baseiam-se na inspeção; trata-se sobretudo de uma missão de deteção de falhas e não de resolução de problemas para melhorar o desempenho. Os subordinados recebem frequentemente poucas orientações até à visita de supervisão seguinte. Por conseguinte, é necessário avaliar se os supervisores efectuam regularmente um número adequado de supervisões de qualidade para atingir os objectivos de supervisão exigidos.

Os supervisores carecem frequentemente das competências técnicas, de gestão ou de supervisão necessárias para avaliar os subordinados. Consequentemente, são incapazes de fornecer orientação técnica adequada e melhorar a prestação de serviços. Por conseguinte, é atualmente necessário avaliar os conhecimentos, as atitudes e as competências percebidas dos supervisores, a fim de corrigir eventuais deficiências.

O reforço das capacidades dos trabalhadores a longo prazo deve incluir a avaliação das necessidades, a formação em serviço e a formação contínua com base nos resultados das avaliações de supervisão. A supervisão é uma excelente oportunidade para formular recomendações de formação de acompanhamento, a fim de melhorar o desempenho dos subordinados através da correção de problemas sistémicos. A supervisão de apoio é também uma componente obrigatória do programa de saúde materno-infantil, para atingir os objectivos do programa.

A supervisão ajuda a garantir o acordo e a compreensão comum dos objectivos do programa, por parte dos gestores, do pessoal envolvido e do cliente utilizador. O processo de supervisão ajudará os membros do pessoal a ultrapassar as dificuldades encontradas durante a prestação de serviços de saúde. Ao mesmo tempo, espera-se que os supervisores motivem o pessoal a manter elevados padrões de desempenho. Por conseguinte, as conclusões deste estudo, que visam obter a situação atual da supervisão, facilitarão o início de uma supervisão de apoio sustentável para o pessoal de saúde, a fim de promover uma gestão eficiente do programa.

A supervisão de apoio requer pessoal de supervisão adequado e custos de deslocação para visitar os locais de trabalho. Normalmente, os orçamentos da saúde não afectam fundos suficientes para satisfazer estes requisitos, o que dificulta as visitas regulares de supervisão. O apoio dos administradores dos serviços de saúde é obrigatório para que a supervisão seja efectuada de forma eficaz e ao nível esperado. Por conseguinte, o presente estudo efectuou uma análise aprofundada da qualidade do atual processo de supervisão e da avaliação das necessidades dos agentes de supervisão no distrito de Kalutara, a fim de identificar os constrangimentos e as oportunidades de que dispõem para realizar uma supervisão de apoio.

A supervisão de apoio é um processo bidirecional que vai muito além da tradicional supervisão autoritária. Para que a supervisão seja bem sucedida, os supervisores devem ter atitudes favoráveis em relação à supervisão e os supervisandos devem mostrar sentimentos positivos em relação ao processo de supervisão. Por isso, o presente estudo foi planeado para avaliar as atitudes dos supervisandos.

O programa MCH/FP no país baseia-se principalmente nas actividades no terreno, que incluem a prestação de serviços ao domicílio por parte das parteiras de saúde pública. Os agentes no terreno são avaliados pelos superiores hierárquicos numa conferência mensal, o que constitui um processo de avaliação muito inadequado para avaliar o seu desempenho, pelo que a supervisão é uma componente obrigatória e fundamental do programa MCH/FP.

Embora haja muita literatura que indique a avaliação dos profissionais de saúde ao nível das bases, só existe alguma literatura sobre a avaliação dos funcionários de supervisão. Por conseguinte, os resultados desta investigação podem ser muito úteis para dar recomendações aos decisores políticos sobre a supervisão do Programa de SMI, a fim de melhorar o desempenho dos supervisores a nível distrital. As conclusões da componente de intervenção deste estudo podem ser utilizadas para elaborar um manual destinado a melhorar as competências de supervisão dos supervisores da SMI.

O IP realizou este estudo no distrito de Kalutara por ser mais acessível e porque este tipo de estudo de intervenção não tinha sido efectuado anteriormente neste distrito. Além disso, as conclusões deste estudo podem ser generalizadas a outros distritos do Sri Lanka, uma vez que existe uniformidade na implementação do Programa de SMI em todo o país. Por conseguinte, os instrumentos, a intervenção e as recomendações do presente estudo seriam úteis para a implementação e avaliação do sistema de supervisão do programa de saúde materno-infantil numa unidade insular.

2.7 Objectivos

2.7.1   Objetivo geral

Avaliar aspectos selecionados do sistema de supervisão do Programa de Saúde Materna e Infantil e de Planeamento Familiar do distrito de Kalutara e avaliar a eficácia de uma intervenção educativa para melhorar o sistema de supervisão do Programa de Saúde Materna e Infantil no distrito de Kalutara.

2.7.2   Objectivos específicos

2.7.2.1 Descrever a cobertura da supervisão envolvida no Programa de Saúde Materna e Infantil e de Planeamento Familiar no distrito de Kalutara.

2.7.2.2 Avaliar as necessidades de serviços dos supervisores e as opiniões dos supervisores selecionados sobre os relatórios de supervisão

2.7.2.3 Avaliar a qualidade de aspectos selecionados da interação supervisor-supervisado do Programa de Saúde Materno-Infantil e Planeamento Familiar no distrito de Kalutara.

2.7.2.4 Determinar os conhecimentos, as atitudes e as competências auto-percebidas dos supervisores em matéria de supervisão.

2.7.2.5   Avaliar as atitudes dos supervisados relativamente à supervisão.

2.7.2.6 Desenvolver e implementar uma intervenção educativa para melhorar o sistema de supervisão do Programa de Saúde Materno-Infantil e Planeamento Familiar

2.7.2.7   Avaliar a eficácia da intervenção após a sua aplicação.

Capítulo 3
3 Revisão da literatura

É amplamente reconhecido e sublinhado na literatura que o êxito dos programas de saúde comunitária depende de apoio e supervisão regulares e fiáveis (Ofou Amaah, 1983; Bhattacharyya et al, 2001). No entanto, é igualmente reconhecido que a supervisão é frequentemente um dos elos mais fracos dos programas de saúde comunitária. Por vezes, os Agentes Comunitários de Saúde nem sequer têm conhecimento dos seus supervisores e do seu papel como supervisados (Bhattacharyya et al, 2001).

De acordo com os pontos de vista dos decisores políticos, a supervisão é uma forma de manter a ligação entre as unidades básicas de saúde e o centro distrital através de visitas de supervisão (Walt 1990, OMS 1991). O seu objetivo é implementar os Cuidados de Saúde Primários (CSP) no país e melhorar a qualidade dos serviços (Tarimo 1991). Por conseguinte, os trabalhadores periféricos tinham uma formação limitada e a responsabilidade pela prestação de CSP foi-lhes delegada, e a supervisão destinava-se a prestar apoio, formação e a reforçar a participação da comunidade (OMS 1991).

Afirma-se que os projectos de pequena escala são muitas vezes bem sucedidos, porque conseguem estabelecer mecanismos eficazes de apoio e supervisão para os agentes comunitários de saúde, com uma quantidade significativa de supervisão e fiscalização pela própria comunidade. Pelo contrário, muitas avaliações documentaram que os programas nacionais raramente conseguem alcançar este objetivo de forma consistente e a supervisão é frequentemente irregular ou inexistente (OMS, 1990).

Nas zonas mais remotas, a necessidade de supervisão é muito superior às outras necessidades da zona, onde a prestação de serviços de saúde é deficiente. Os cuidados de saúde primários (CSP) sublinham o acesso universal aos serviços de saúde (OMS-UNICEF 1978a b). Este movimento foi acompanhado por uma expansão dos serviços básicos de saúde nos países em desenvolvimento, prestados por trabalhadores paramédicos e agentes comunitários de saúde (Cueto 2002). Alguns profissionais de saúde que prestam serviços de CSP trabalhavam isolados em zonas rurais remotas (Greenwood et al, 1990), com problemas por não disporem de meios de comunicação adequados com o centro (Loevinsohn et al 1995).

Curtale et al (1995) descreveram a diferença que pode fazer entre os profissionais de saúde após uma supervisão sistemática, no seu estudo "o impacto de uma intervenção nutricional num programa de saúde comunitário". Verificaram que a supervisão contínua diminui o sentimento de isolamento entre os profissionais de saúde que normalmente se encontram no terreno e ajuda a manter o seu interesse e motivação para realizar as tarefas que lhes são atribuídas.

3.1 O processo de controlo

Qualquer que seja o nível a que ocorra, o processo de supervisão pode ser considerado como consistindo em quatro tarefas básicas, como mostra a figura 1 (MAQ PAPER No.4 2002). Estas tarefas são coerentes com a grande variedade de abordagens, instrumentos e métodos utilizados na supervisão e nas intervenções de melhoria da qualidade. Para

Para enfatizar a natureza contínua do processo, o diagrama mostra um ciclo de ação sem pontos de partida ou de chegada. O supervisor facilita este processo, comunicando sobre a avaliação e facilitando o trabalho dos outros. As actividades do supervisor incluem o seguinte, como mostra a figura 3;

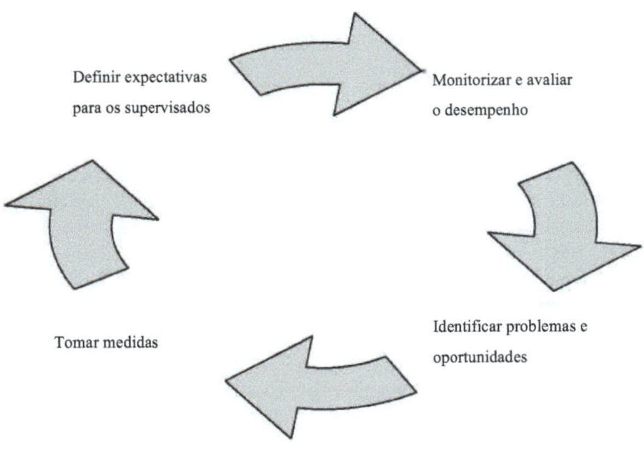

Figura 1- O processo de supervisão

Definir expectativas; Um pré-requisito para uma supervisão eficaz é a existência de expectativas claras e mensuráveis ou de normas de desempenho e resultados. Se não existirem, o supervisor deve desenvolver as normas.

Acompanhar e avaliar o desempenho; uma vez definidas as normas ou diretrizes, o seu nível de aplicação ou desempenho deve ser avaliado como uma atividade contínua, a todos os níveis do sistema, nomeadamente entre os prestadores de cuidados de saúde individuais, dentro e entre as unidades de saúde e a nível regional e nacional.

Identificar problemas e oportunidades; Sempre que existam lacunas entre as expectativas e os resultados, o supervisor facilita um processo de equipa para examinar as causas potenciais e as possíveis soluções. Ao facilitar a comunicação aberta e o trabalho em equipa, o supervisor pode identificar as oportunidades para melhorar a qualidade geral dos cuidados.

Agir; O supervisor ajuda a organizar os recursos necessários (humanos, financeiros, materiais, políticos, institucionais) e motiva e apoia os prestadores a implementar intervenções e actividades para colmatar lacunas no desempenho ou oportunidades de melhoria. O processo continua à medida que se iniciam novas actividades, com o estabelecimento de expectativas de resultados.

No entanto, em muitos países, a prática da supervisão não desempenha eficazmente as quatro tarefas básicas apresentadas na figura 1.

3.2 Esforços para melhorar o controlo

Nas últimas duas décadas, foram realizados muitos projectos e estudos de investigação operacional para melhorar a supervisão dos trabalhadores dos cuidados de saúde primários e do planeamento familiar nos países em desenvolvimento.

3.2.1 Alteração dos horários de supervisão

As tentativas mais frequentes de melhorar a supervisão envolveram o aumento da frequência e da duração das visitas de supervisão, a alteração das actividades realizadas durante os encontros de supervisão, a utilização de equipas multidisciplinares para realizar a supervisão, a introdução de ferramentas para a realização de visitas de supervisão (por exemplo, diretrizes e listas de verificação) e a oferta de formação adicional aos supervisores. A eficácia de tais intervenções tem sido normalmente avaliada em termos de aumento do número de actividades ou serviços realizados pelos profissionais de saúde e raramente tem sido associada a resultados na área da saúde ou a melhorias nos serviços.

Embora o objetivo de muitos esforços para melhorar a supervisão seja aumentar a frequência das visitas de supervisão, há pouca base empírica para defender uma frequência mínima específica no estudo acima citado. Foi encontrada uma correlação entre a frequência das visitas de supervisão (variando de mensal a semestral) e as melhorias nas pontuações no seu grupo experimental, mas não no grupo de controlo, sugerindo que o aumento da frequência da supervisão só ajuda se as actividades que ocorrem durante a supervisão forem produtivas e diretamente relacionadas com a melhoria do desempenho dos profissionais de saúde. Num ensaio de campo controlado realizado num programa de distribuição de contraceptivos com base na comunidade no Brasil, a redução da frequência das visitas de supervisão de mensal para trimestral reduziu consideravelmente os custos sem afetar negativamente o desempenho do programa (medido em termos de novos aceitantes, revisitas e rotação de distribuidores). Os autores especularam que uma possível explicação para este resultado era o facto de a maioria das visitas de supervisão se ocuparem da recolha de dados sobre o serviço e contribuírem pouco para os resultados reais do programa; assim, a redução da frequência não teve um efeito direto no desempenho dos trabalhadores (Zeitz 1993).

3.2.2 Introdução de listas de controlo

A introdução de listas de controlo para orientar as visitas de supervisão ganhou popularidade em muitos países em desenvolvimento. Estes estudos também observaram que, quando as listas de controlo tentavam ser exaustivas, tornavam-se normalmente muito longas e, na realidade, dificultavam a supervisão por causarem fadiga e utilização mecânica. A maioria destes instrumentos de supervisão foi introduzida sem uma avaliação rigorosa da sua eficácia no desempenho dos profissionais de saúde. Uma exceção é o ensaio de campo prospetivo e controlado realizado nas Filipinas para testar a eficácia das visitas de supervisão com base numa lista de verificação integrada para acompanhamento. Verificou-se que o desempenho dos profissionais de saúde, medido pelas pontuações médias combinadas nos 20 indicadores medidos pela lista de verificação, melhorou 44% (de 43% para 62%) no grupo experimental, mas apenas 18% (de 45% para 53%) no grupo de controlo ($p < 0,05$) (Carson et al 2002)

3.2.3 Melhorar os conhecimentos e as competências do supervisor

No que respeita ao desempenho da supervisão, as análises revelam frequentemente que os profissionais de saúde com responsabilidades de supervisão não possuem os conhecimentos e as competências necessárias para desempenhar essas responsabilidades de forma eficaz. Durante muitos inquéritos, os supervisores dos sistemas de saúde nos países em desenvolvimento comentam frequentemente a sua necessidade de mais formação, e a formação é provavelmente a intervenção mais comum utilizada numa tentativa de melhorar as práticas de supervisão.

As áreas em que os supervisores necessitam de formação incluem a identificação de problemas, a resolução de problemas, a gestão do tempo, a comunicação, o acompanhamento, o coaching e as actualizações técnicas. Tal como a utilização de listas de controlo, os programas de formação para supervisores raramente são submetidos a uma avaliação rigorosa. Além disso, é bem aceite no domínio da tecnologia do desempenho humano que a formação por si só não produzirá uma mudança de comportamento sustentada. Na sua análise da supervisão em programas de planeamento familiar, Simmons observou que não se deve esperar que uma formação única mude os comportamentos dos supervisores e que muitas das competências necessárias para uma supervisão eficaz são mais bem aprendidas no trabalho ou através de coaching e mentoring (OMS 1991)

3.2.4 Recolha de estatísticas de serviço para avaliar o desempenho

Outra tendência importante nos esforços para melhorar a supervisão tem sido a de desviar o foco dos encontros de supervisão da simples inspeção das instalações e da recolha de estatísticas dos serviços, para se concentrar no desempenho das tarefas clínicas e na resolução dos problemas sentidos pelo profissional de saúde, bem como para aumentar o feedback dos supervisores. Estes esforços foram muitas vezes acompanhados pela introdução de listas de controlo e orientações para reorientar o encontro de supervisão. As evidências anedóticas sugerem que a concentração no desempenho clínico dos profissionais durante a supervisão aumenta a adesão às normas, pelo menos a curto prazo. No entanto, existem poucas avaliações do impacto de tais mudanças, independentemente de outras intervenções destinadas a melhorar a eficácia do programa (Flahault 1988).

3.3 Sustentabilidade das melhores práticas de supervisão

A maioria dos esforços para melhorar a supervisão foi objeto de testes-piloto apenas para demonstrar a eficácia de uma determinada abordagem e ignorou a questão da sustentabilidade em termos de acessibilidade a longo prazo de intervenções que são viáveis e eficazes. A supervisão pode ser melhorada dentro das limitações de recursos dos sistemas de saúde de muitos países em desenvolvimento. É necessário mais trabalho para documentar os custos e os resultados dos mecanismos de supervisão, como a análise pelos pares e a autoavaliação, e os custos da supervisão interna e externa (Trap et al 2001).

Para além da sustentabilidade financeira das práticas de supervisão melhoradas, existem ainda menos evidências sobre como institucionalizar com sucesso estas práticas nas organizações de cuidados de saúde dos países em desenvolvimento. As muitas razões para a falta de melhorias sustentáveis na supervisão incluem financiamento inadequado, formação inadequada e rotatividade do pessoal.

A pressão exercida pelos doadores ou pelos políticos no sentido de demonstrar resultados a curto prazo também exacerbou o problema, encorajando intervenções intensivas em recursos ou a criação de sistemas paralelos que não podem ser apoiados sem assistência externa. No entanto, em geral, a incapacidade de traduzir os êxitos a curto prazo em mudanças duradouras revela a incapacidade de realizar reformas sistémicas na gestão e na prestação de cuidados de saúde para apoiar os ganhos de desempenho e de qualidade dos cuidados que resultam de uma supervisão mais eficaz.

Uma lição fundamental das intervenções bem-sucedidas de melhoria da qualidade e do desempenho é que, para que a mudança seja sustentada e institucionalizada, deve haver um ambiente interno propício para iniciar, expandir e sustentar a mudança. Este ambiente propício inclui políticas, liderança, valores organizacionais e recursos adequados para apoiar as práticas melhoradas. Assim, as melhorias a curto prazo na supervisão não podem ser sustentadas ou alargadas com êxito, a menos que as organizações reforcem os seus sistemas globais de gestão dos recursos humanos (Valddez et al 1990).

3.4 Supervisão de apoio

Estudos recentes e avaliações de programas sugerem uma abordagem diferente para tornar a supervisão mais conducente à melhoria do desempenho dos profissionais de saúde: a supervisão de apoio. A supervisão de apoio alarga o âmbito dos métodos de supervisão, incorporando a autoavaliação, a avaliação pelos pares e o contributo da comunidade (Yegdich 2001).

A supervisão de apoio desloca o local da atividade de supervisão de um único funcionário para uma força de trabalho mais alargada: Um conceito-chave na supervisão de apoio é o facto de ser um processo implementado por muitas partes, incluindo supervisores oficialmente designados, supervisores informais, pares e os próprios prestadores de cuidados de saúde. A supervisão de apoio promove resultados de qualidade, reforçando a comunicação, centrando-se na resolução de problemas, facilitando o trabalho em equipa e proporcionando liderança e apoio para capacitar os profissionais de saúde a monitorizar e melhorar o seu próprio desempenho (Yegdich 2001). Rowe et al 2005 também afirma que a supervisão de apoio melhora a qualidade dos cuidados de saúde ao proporcionar a liderança e o apoio necessários para os processos de melhoria da qualidade e ao promover padrões elevados, trabalho de equipa e uma melhor comunicação bidirecional (Rowe et al 2005). A supervisão de apoio é facilitadora, promovendo relações que ajudam a melhorar as competências e o desempenho dos indivíduos. Os supervisores são intermediários que implementam objectivos institucionais, resolvem problemas a níveis inferiores e servem de ligação a níveis superiores de autoridade para resolver problemas persistentes. O supervisor de apoio reúne pessoas e recursos para perseguir objectivos claros, avaliar resultados, identificar e resolver problemas, e desenvolve relações baseadas na confiança e na capacidade de resposta (Ruck e Darnish 1991). Esta abordagem enfatiza a resolução conjunta de problemas e a comunicação bidirecional entre o supervisor e os supervisionados.

A implementação contínua da supervisão de apoio gera uma melhoria sustentada do desempenho. Em vez de ocorrer apenas quando um supervisor externo visita uma unidade de saúde, a supervisão de apoio tem lugar continuamente, uma vez que a monitorização contínua do desempenho e a melhoria da qualidade se tornam uma parte rotineira do trabalho dos profissionais de saúde. A supervisão de apoio ocorre em vários locais: no local de trabalho, tanto formal como informalmente; em reuniões individuais; em discussões entre pares; em reuniões fora do local de trabalho; e os profissionais de saúde analisam o seu próprio desempenho em função dos padrões (Van Oojen 2000).

A supervisão de apoio é viável: Experiências recentes em todo o mundo mostram que a supervisão de apoio oferece uma alternativa poderosa às abordagens tradicionais. Os resultados da investigação também fornecem provas convincentes da eficácia dos principais elementos e ferramentas da supervisão de apoio, incluindo a auditoria e o feedback estruturados, a autoavaliação e a avaliação pelos pares. A supervisão de apoio requer uma nova forma de pensar sobre quem supervisiona e como e quando ocorre, motivação por parte da supervisão e do pessoal para adotar novos comportamentos, ferramentas localmente apropriadas e testadas, tempo e investimento para estabelecer e enraizar, o compromisso da gestão de topo e alguma autoridade descentralizada de tomada de decisões e integração no sistema de gestão de recursos humanos existente em vez da criação de um sistema paralelo para "contornar" o problema (Berggren e Severinsson 2000).

3.4.1 Quando efetuar uma supervisão de apoio?

O plano de trabalho anual/trimestral das actividades deve ser analisado ao programar as visitas de supervisão de apoio. Devem ser tidas em conta as seguintes questões (OMS 1991): as visitas devem ser efectuadas, de preferência, nos dias em que o profissional de saúde tem uma atividade planeada; devem ser supervisionadas as sessões de rotina, bem como as sessões fora de alcance e as sessões móveis; os profissionais de saúde sob supervisão devem ser informados do calendário; o calendário deve ser exequível e prático, tendo em conta a distância, as dificuldades de transporte ou os constrangimentos devidos às condições meteorológicas e de viagem; o supervisor deve prever tempo suficiente para visitar o local na íntegra e, se possível, dar formação no local.

É importante que a visita seja efectuada de acordo com o plano. Se a visita não puder ser efectuada como planeado, o profissional de saúde deve ser informado com antecedência. É importante monitorizar as visitas planeadas e registar as razões pelas quais uma visita não se realiza como previsto (por exemplo, falta de transporte, prioridades concorrentes, etc.).

De acordo com Procter 1986, os seguintes factores devem ser tomados em consideração ao decidir a frequência das visitas de supervisão; problema

A resolução e a motivação do pessoal exigirão uma supervisão frequente que resulte numa melhoria do desempenho; os novos centros de saúde ou as grandes mudanças nos centros de saúde existentes (por exemplo, novo pessoal, novas responsabilidades) exigirão visitas frequentes. À medida que o centro se estabelece mais firmemente e o pessoal ganha experiência e confiança, a supervisão pode ser reduzida ou redefinida.

No entanto, é necessário efetuar pelo menos duas visitas por ano a cada estabelecimento de saúde. Ao planear o programa, é necessário garantir que haja tempo suficiente disponível, por exemplo, podem ser necessárias 2 horas ou mais para satisfazer as necessidades de uma única visita.

3.4.2 Implementação da supervisão de apoio

No Quénia, em aliança com a Associação de Planeamento Familiar do Quénia (FPAK), foram realizadas acções de formação e supervisão de apoio em todo o local. O pessoal das 14 clínicas de saúde reprodutiva da FPAK realizou sessões de autoavaliação e de resolução de problemas de três em três meses. Embora a qualidade tenha melhorado após a introdução da supervisão de apoio, não melhorou após a formação, a introdução de diretrizes e listas de verificação de supervisão e a legislação sobre a qualidade a nível central (Bhuliya 2002).

No Nepal, o Centro de Gestão da Qualidade dos Cuidados (QOCMC) é composto por uma equipa de ONG, mas está sediado no Ministério da Saúde. Quatro agentes no terreno efectuaram visitas mensais de 2 a 3 dias de monitorização e supervisão a 24 clínicas de PF em 21 distritos. Resposta rápida a problemas logísticos e de equipamento, coordenação das necessidades de formação, continuidade entre as visitas, acompanhamento mensal e acompanhamento de um projeto de formação.

foi efectuado o acompanhamento de um conjunto uniforme de indicadores de qualidade dos cuidados e uma forte orientação para o cliente por parte do pessoal do QOCMC. Esta intervenção aumentou as pontuações agregadas (combinando todos os 24 locais de serviço) para todos os indicadores de qualidade dos cuidados ao longo de 2 anos (Contrras 2001).

No Brasil, as Secretarias de Saúde da Bahia e do Ceará utilizaram um modelo de melhoria do desempenho, incluindo a definição de padrões de desempenho de qualidade; formação e assistência técnica para aumentar a capacidade dos prestadores de serviços e dos clientes para cumprirem os padrões mínimos; melhorias logísticas e das instalações; e um sistema de acreditação para motivar e reforçar a aprendizagem e a melhoria contínuas. As auto-avaliações, os inquéritos de acreditação externa e as reuniões mensais de análise dos progressos foram outras intervenções implementadas neste projeto. Os supervisores lideraram equipas de melhoria da qualidade. No final do projeto de demonstração de 18 meses, quatro das cinco clínicas participativas receberam acreditação e a qualidade dos serviços melhorou (Berg et al 1999).

A utilização da autoavaliação e da melhoria da qualidade motivou e capacitou tanto os supervisores como os prestadores de cuidados de saúde. A melhoria do desempenho foi maior nos casos em que o desempenho de base era moderado a elevado, em que o defensor do projeto tinha uma posição formal de poder e em que a resistência do pessoal era baixa. No Bangladesh, a Parceria para a Melhoria da Qualidade do Programa Nacional Integrado de População e Saúde do Ministério da Saúde levou a cabo o seguinte programa. As equipas geridas pelo governo forneceram actualizações e orientação em matéria de contraceptivos, realizaram visitas anuais aos locais de garantia da qualidade para avaliar os serviços de saúde essenciais. A Parceria para a Melhoria da Qualidade

A Parceria para a Melhoria da Qualidade (PMAQ) elaborou normas, diretrizes, materiais de apoio e programas de estudo. Os dados das visitas anuais revelaram uma melhoria geral da qualidade dos serviços essenciais dos sítios das ONG. Os indicadores compostos para instalações clínicas, aconselhamento, planeamento familiar, infecções sexualmente transmissíveis e serviços de vitamina A revelaram todos melhorias nos locais urbanos e rurais das ONG (Bowles e Young 1999).

Um diálogo mais aberto entre supervisores e supervisados sobre o planeamento e a avaliação do desempenho conduziu a objectivos de desempenho de elevado nível. As normas para a excelência da supervisão foram integradas no sistema global de melhoria da qualidade da organização (Proctor 1986).

Na República da Geórgia, um país onde se realizaram reformas generalizadas dos cuidados de saúde durante a última década, foi tomada uma série de medidas, incluindo supervisão de apoio, para garantir que os gestores de imunização realizem as suas actividades de forma eficaz (Breigi 2001).

Foi efectuado um estudo para documentar os efeitos da supervisão de apoio no desempenho do programa de imunização a nível distrital na Geórgia. Para a avaliação quantitativa, foi utilizada uma conceção de investigação pré-pós-experimental. Os dados provêm de inquéritos de base e de acompanhamento a prestadores de cuidados de saúde e gestores de imunização em 15 distritos de intervenção e 15 distritos de controlo. Estes dados foram complementados por discussões em grupos de reflexão com o pessoal das unidades de saúde. Os resultados do estudo sugeriram que o pacote de intervenção resultou numa série de melhorias esperadas. Entre os gestores de imunização, a intervenção contribuiu de forma independente para melhorar os conhecimentos sobre a supervisão de apoio e ajudou a remover as barreiras auto-percebidas à supervisão, tais como a disponibilidade de recursos para os supervisores, a falta de um formato claro para fornecer supervisão de apoio e a falta de reconhecimento entre os prestadores da importância da supervisão de apoio. A intervenção contribuiu de forma independente para melhorias relativas nos resultados da prestação de serviços a nível distrital, tais como os factores de desperdício de vacinas e a taxa de cobertura da imunização DPT-3.

Embora haja limites à generalização da eficácia de elementos individuais da supervisão de apoio a todo o processo de supervisão, vários estudos fornecem provas da eficácia de elementos-chave da supervisão de apoio.

Dois estudos demonstraram que o desempenho dos enfermeiros pode beneficiar de uma gestão e supervisão de apoio (Kroeger et al, 2003). A intervenção também demonstrou aumentar a eficiência dos serviços de saúde (em termos de melhor utilização dos recursos) e a equidade (em termos de prestação de cuidados de saúde de acordo com as necessidades das pessoas), conseguindo uma redução substancial dos encargos a um custo razoável.

A supervisão dos prestadores de cuidados de saúde primários foi testada através de um ensaio aleatório no Zimbabué, que mostrou que, após a supervisão, a gestão global dos medicamentos melhorou significativamente em comparação com os grupos de controlo e de comparação. O estudo também mostrou que a supervisão pode ter um efeito positivo na melhoria do desempenho noutras áreas que não as supervisionadas. É provável que a afetação de recursos à supervisão resulte numa melhoria do desempenho dos profissionais de saúde no que diz respeito à utilização racional de medicamentos essenciais, o que se traduz numa maior eficiência e eficácia (Trap et al 2001).

Um ensaio de campo controlado realizado nas Filipinas examinou se a supervisão sistemática utilizando um conjunto objetivo de indicadores poderia melhorar o desempenho dos profissionais de saúde. Após a intervenção, verificou-se uma correlação entre a frequência da supervisão e a melhoria do desempenho. Os autores concluíram que a supervisão sistemática utilizando indicadores claramente definidos e quantificáveis pode melhorar a prestação de serviços a um custo modesto (Loevinsohn et al 1995).

3.4.3 Auditoria estruturada e feedback

A auditoria e o feedback estruturados fazem parte integrante da supervisão de apoio. Tesdale et al., 2000, realizaram um ensaio aleatório controlado no Nepal, a fim de observar os efeitos da auditoria e do feedback por parte dos funcionários distritais de saúde, utilizando uma lista de verificação estruturada que incidia sobre as práticas de prescrição nas unidades de cuidados de saúde primários, o que resultou em diferenças estatisticamente significativas na adesão aos esquemas de tratamento padrão (22,2% nos distritos de controlo contra 40,5% nos distritos de intervenção) (Tesdale et al., 2000).

No México, Kim et al. descobriram que a observação estruturada e o feedback do desempenho dos supervisores, acompanhados pela identificação conjunta de oportunidades de melhoria, aumentaram a comunicação facilitadora e a prestação de informações aos clientes por parte dos médicos rurais. O feedback do supervisor, a discussão bidirecional sobre a forma como o prestador poderia melhorar e a identificação de competências a desenvolver através de tarefas a registar num diário de trabalhos de casa serviram para acrescentar uma dimensão educativa à supervisão que resultou em melhorias mensuráveis no desempenho do prestador (Berg et al 1999).

3.5 Autoavaliação

Há muitas provas no domínio da saúde de que a autoavaliação é um método útil para a auto-instrução e as provas mostram que a autoavaliação pode ser eficaz para provocar mudanças de comportamento desejáveis. Foi efectuado um estudo para avaliar a eficácia da autoavaliação e da revisão pelos pares como intervenções para reforçar a formação em competências interpessoais na Indonésia. Estes dois mecanismos de supervisão melhoraram consideravelmente o desempenho dos trabalhadores do sector da saúde após a formação. Curiosamente, no estudo realizado na Indonésia, a autoavaliação e a avaliação pelos pares tiveram um grande impacto entre os prestadores com mais de 10 anos de experiência, o que sugere que os prestadores experientes estavam mais aptos a utilizar e aplicar as lições da autoavaliação e das discussões entre pares do que os colegas menos experientes (Kim et al 2002).

No seu trabalho no México, Kim et al, em 1997, descobriram que pedir aos médicos que gravassem as suas próprias consultas e ouvissem as gravações para criticar a sua própria comunicação aumentava o desempenho e provou ser uma forte fonte de motivação. Concluíram que a auto-crítica (proveniente dos exercícios de autoavaliação, incluindo a gravação áudio) era um fator de motivação muito mais forte do que a crítica externa (proveniente dos supervisores). No entanto, Kilminster e Jolly, em 2005, concluíram na sua análise que a auto-supervisão, por si só, não era eficaz e que era necessário algum contributo de um supervisor externo ou de um colega para que se conseguissem melhorias no desempenho.

No Quénia, foi realizada uma avaliação rigorosa do impacto de uma visita única de supervisão de apoio que se centrou no reforço de mensagens sobre a adesão a novas diretrizes para a prestação de serviços de saúde reprodutiva, depois de os profissionais de saúde terem participado em workshops de formação para introduzir as diretrizes. Verificou-se que a adição da visita de supervisão de apoio e de um pacote de materiais concebidos para ajudar o formando a transferir informações sobre as novas diretrizes para os colegas, resultou em ganhos estatisticamente significativos de cerca de nove pontos percentuais nas pontuações de conhecimentos e práticas, para além dos ganhos obtidos apenas com a formação. No entanto, é evidente que a autoavaliação requer recursos. Todos os indivíduos entrevistados do grupo de intervenção caracterizaram o trabalho extra exigido pela intervenção como pesado (Stanback et al 1995).

Uma investigação preliminar levada a cabo pelo Instituto Mexicano de Segurança Social/Solidariedade (IMSS/S) e pelo Projeto de Garantia de Qualidade (QA) no estado de Michiocan, no México, revelou deficiências na comunicação interpessoal e no aconselhamento entre supervisores, médicos e clientes. O IMSS/S implementou uma intervenção piloto que incluía supervisão participativa e autoavaliação dos prestadores. Durante quatro meses, supervisores especialmente formados acrescentaram uma hora de supervisão sobre comunicação interpessoal e aconselhamento (IPC/C) às visitas regulares. Os supervisores foram assistidos por auxiliares de trabalho e envolveram-se de forma participativa com os médicos que estavam a ser supervisionados. Os médicos, que tinham recebido formação em CIP/C, gravavam periodicamente em áudio e auto-avaliavam as suas próprias consultas como parte da intervenção (Fatima

2002).

O projeto QA avaliou o impacto da intervenção-piloto em três indicadores da qualidade do PCI/C: a comunicação facilitadora dos prestadores, a sua comunicação informativa e a comunicação dos doentes. Numa amostra pós-intervenção de 60 médicos, o número médio de comunicações facilitadoras e informativas por consulta por parte dos médicos do grupo do programa foi significativamente superior ao dos membros do grupo de controlo (48 facilitadoras e 27,5 informativas no grupo do programa; e 30 facilitadoras e 16,6 informativas no grupo de controlo). Numa análise de painel pré-pós de 28 médicos, tanto o grupo do programa como o grupo de controlo melhoraram significativamente durante o estudo, mas os ganhos foram maiores no grupo do programa do que no grupo de controlo para as comunicações facilitadoras, mas não para as informativas. Não foi encontrada qualquer diferença significativa entre o grupo de controlo e o programa na comunicação com o paciente. Nenhum componente individual da intervenção foi responsável pela melhoria; esta resultou da combinação de actividades (Chonko 2004).

3.6 Cobertura do controlo

As visitas de supervisão devem ser efectuadas regularmente (devem ser feitas a intervalos fixos), como mensal ou trimestralmente. O pessoal de saúde deve poder contar com as visitas do supervisor num horário regular (Chang 1999).

As visitas devem ser agendadas quando os supervisores estiverem disponíveis e puderem dedicar tempo suficiente, por exemplo, a meio do mês, em vez de no final do mês, quando pode haver muitas tarefas concorrentes a concluir, como relatórios e encomendas. Se um supervisor for apressado, terá pouco tempo para avaliar todas as áreas e para dar feedback e resolver problemas. As visitas devem ser marcadas para uma altura em que os profissionais de saúde também possam estar disponíveis (Armenakis 1993).

As visitas de supervisão devem ocorrer com frequência suficiente para prestar o apoio necessário e para identificar e resolver problemas. Recomenda-se a realização de visitas mensais às unidades de saúde, se possível. O pessoal ou as instalações que tenham sido identificados como tendo problemas devem ser visitados com maior frequência, de modo a que o supervisor possa fornecer orientações para efetuar melhorias e apoio para as manter. O pessoal que recebeu formação recentemente necessita frequentemente de visitas mais frequentes até ter adquirido experiência na aplicação das suas novas competências. As instalações remotas devem ser visitadas, bem como as que são facilmente acessíveis, para garantir que lhes seja dada prioridade durante as épocas em que é possível chegar a essas instalações (Armenakis 1993).

Num estudo transversal realizado na Geórgia, verificou-se que a cobertura comunicada era mais elevada do que a cobertura efectiva entre os trabalhadores voluntários da saúde (VHW). O número total de VHWs era de 1123, a cobertura comunicada era de 60% e a cobertura efectiva era de 11,5%. (Victor A. et al 2003). Foi efectuado um estudo transversal na China para determinar a cobertura da supervisão na província de Zan. Este estudo revelou que a cobertura efectiva da supervisão era muito baixa em comparação com a cobertura real. A cobertura efectiva foi calculada utilizando o número de relatórios de supervisão apresentados às autoridades sanitárias (Zhongta et al 1996).

Procter (1986) era de opinião que eram necessárias pelo menos 2 horas para uma única visita de supervisão. A qualidade da supervisão era notoriamente baixa quando o tempo de supervisão era inferior a duas horas. O autor calculou a duração da supervisão tendo em conta o início e o fim da sessão de supervisão. As deslocações e outras actividades não diretamente relacionadas com a sessão de supervisão não foram contabilizadas no cálculo deste tempo.

Foi efectuado um estudo transversal na Tunísia para avaliar a associação entre a carga de trabalho dos supervisores, os problemas dos supervisores relacionados com os serviços e a cobertura dos supervisores. Todas as variáveis mostraram uma associação estatisticamente significativa ($p < 0,03$) com a cobertura dos supervisores (Drudstel 1988).

3.7 Avaliação das necessidades dos supervisores

A avaliação das necessidades dos supervisores de saúde efectuada em Belraus em 1998, Victor M. et al, mostrou que a maioria dos supervisores tinha necessidades relacionadas com os serviços. Cinquenta e oito por cento dos supervisores afirmaram que precisavam de um guia de supervisão alterado, uma vez que o atual era muito complicado. Oitenta e oito por cento (88%) dos supervisores necessitavam de um aumento salarial. Cinquenta por cento (50%) pediram melhores meios de transporte. Cinquenta e um por cento (51%) pediram mais sessões de formação para melhorar as suas competências de supervisão (Cinite et al 2009).

Em 1989, foi efectuada uma discussão em grupo com 11 supervisores de unidades de saúde, para explorar as necessidades, tal como na Tunesia. Revelou que 98% dos supervisores mencionaram a necessidade de um melhor guia de supervisão, melhores instalações de transporte e soluções rápidas e eficientes para os seus problemas de serviço (Goulet e Singh 2002).

A avaliação das necessidades foi efectuada com recurso a um questionário auto-administrado (SAQ) na

Jamaica, no âmbito de um projeto patrocinado pelo governo do Ministério da Saúde em 1983. A maioria (92%) mencionou a necessidade de melhorar as instalações do serviço, incluindo os transportes, melhores pagamentos e apoio de funcionários superiores. Setenta e três por cento (73%) dos supervisores necessitavam de formação em matéria de supervisão. Oitenta por cento (80%) dos supervisores tinham necessidade de formação para redigir relatórios de supervisão. A maioria (89%) mencionou que as listas de controlo existentes eram incómodas e difíceis de preencher (Hampachern et al 1998).

Setenta por cento dos supervisores mencionaram que as actividades não relacionadas com a supervisão obstruíam significativamente o seu papel principal como supervisores da SMI. 68% dos supervisores deste estudo esperavam uma mudança de atitude em relação à supervisão dos supervisados.

3.8 A qualidade das interações entre o supervisor e o supervisado

A interação entre o supervisor e o supervisado é uma componente importante da supervisão de apoio. Em 1999, foi realizado um estudo exploratório para medir a qualidade das interações entre supervisores e supervisados no Zimbabué. O estudo foi patrocinado pelo Projeto de Garantia de Qualidade (QA). Os supervisores eram enfermeiros distritais e municipais responsáveis pela orientação, assistência e motivação dos prestadores de cuidados de saúde em estabelecimentos de saúde governamentais e missionários.

O desenho do estudo foi qualitativo. Envolveu a triangulação de dados de várias fontes: observação estruturada dos supervisores, gravação áudio das interações supervisor-supervisado e gravação de todas as actividades durante a sessão de supervisão, e entrevistas com supervisores e supervisados. Uma equipa composta por supervisores actuais e anteriores, juntamente com os investigadores, determinou as práticas de supervisão que seriam avaliadas. Participaram no estudo dezasseis supervisores a nível distrital, municipal e do Conselho Nacional de Planeamento Familiar do Zimbabué de quatro províncias do Zimbabué (Tavrow et al 2002).

Os dados foram recolhidos por um consultor sénior que recebeu formação como enfermeiro no Zimbabué, por um enfermeiro e por um antigo enfermeiro supervisor. O processo de recolha de dados seguiu um padrão semelhante. A equipa chegou ao gabinete do supervisor de manhã cedo (todos os supervisores tinham sido notificados com antecedência da visita da equipa). A equipa passou então um dia inteiro com o supervisor, acompanhando-o em todas as visitas de supervisão às unidades de saúde. O consultor sénior observou o supervisor, o enfermeiro manteve um registo das actividades e gravou o supervisor, e o antigo enfermeiro supervisor tomou notas sobre vários aspectos da visita. Posteriormente, o consultor sénior entrevistava o supervisor e recolhia as listas de verificação que este utilizava, enquanto o enfermeiro entrevistava um ou dois prestadores de serviços.

À noite, os três membros da equipa de investigação analisaram os resultados e chegaram a um consenso sobre a forma de classificar o supervisor em cada uma das 11 categorias (ver metodologia). A tomada de decisões sobre a pontuação demorava normalmente 2 horas. Os três membros da equipa utilizaram os seus registos de tempo e notas primeiro para chegar a acordo sobre as práticas positivas ou negativas que tinham observado e depois para chegar a classificações em cada uma das 11 categorias. As grandes diferenças de opinião sobre as classificações foram raras e diziam respeito sobretudo à medida em que o supervisor tinha sido proactivo.

O estudo concluiu que os supervisores dedicavam <5% do seu tempo a questões relacionadas com os cuidados aos doentes. Os principais pontos fortes dos supervisores consistiam em dar feedback sobre normas técnicas, discutir e analisar dados e desenvolver uma relação com os prestadores. Os supervisores eram mais deficientes em fazer sugestões, procurar a opinião dos clientes, resolver problemas com os prestadores e desenvolver as visitas de supervisão anteriores (e futuras). Nenhum dos supervisores observados atingiu o limiar estabelecido previamente pela equipa para um desempenho exemplar. Foi dada pouca atenção à interação cliente-profissional nas clínicas. Embora os supervisores conversassem frequentemente com os utentes, raramente pediam a sua opinião sobre a qualidade dos serviços ou verificavam se eles compreendiam o que o prestador lhes tinha dito (Tavrow et al 2002). .

3.9 Conhecimento dos supervisores

Foi realizado um estudo transversal para avaliar os conhecimentos dos supervisores dos Agentes Comunitários de Saúde no Zimbabué. Foi elaborado um questionário auto-administrado (SAQ) para medir os conhecimentos dos supervisores em matéria de supervisão. O valor de corte do conhecimento foi considerado como 50%.

Setenta e cinco por cento dos supervisores obtiveram uma pontuação inferior a 50%. Apenas 5% dos supervisores obtiveram uma pontuação superior a 60%. Nenhum deles obteve uma pontuação superior a 70%, o que indica a necessidade de melhorar os seus conhecimentos (Zotu et al., 1987).

3.10 Atitudes dos supervisores

Uma atitude é um estado de prontidão, uma tendência para responder de uma determinada forma quando confrontado com certos estímulos. A maioria das atitudes de um indivíduo está normalmente adormecida e só se exprime no discurso ou no comportamento quando o objeto da atitude é percebido. De acordo com Holt et al 2007, as atitudes, tal como muitos outros determinantes do comportamento, são abstracções - embora sejam suficientemente reais para a pessoa que as detém (Holt et al 2007).

As atitudes têm muitos atributos com intensidade. Podem ser mantidas com maior ou menor força. Algumas atitudes são mais duradouras do que outras. Algumas atitudes são muito mais profundas do que outras e tocam a filosofia de vida fundamental de uma pessoa, enquanto outras são relativamente superficiais. Algumas atitudes são mais abrangentes do que outras; estão na base de atitudes e crenças mais limitadas ou específicas, predispondo assim os indivíduos, de certa forma, para novas atitudes e experiências que surjam no seu caminho. Para facilitar a compreensão, os psicólogos sociais fazem uma distinção grosseira entre estes diferentes níveis, designando os níveis mais superficiais e os mais profundos por "opiniões", "atitudes", "valores" ou "atitudes de base" e "personalidade" (Chonko 2004).

Normalmente, as atitudes não existem de forma isolada no indivíduo. Geralmente, têm ligações com componentes de outras atitudes e com os níveis mais profundos dos sistemas de valores dentro da pessoa.

3.10.1 Problemas de medição das atitudes

Depois de estudar a literatura sobre o assunto, deve ser efectuada uma série de entrevistas em profundidade, como se segue (Jamil et al 1999).

1. Conceptualização - Explorar as origens, complexidades e ramificações das áreas de atitude em questão, de modo a decidir mais precisamente o que queremos medir.

2. Obter expressões vivas de tais atitudes dos inquiridos, de uma forma que as torne adequadas para serem utilizadas como afirmações numa escala de atitudes.

Após a realização de várias entrevistas preliminares, para avaliar as áreas a medir, deve ser elaborado um esboço concetual dos grupos de atitudes em questão. Deve ter-se em conta que a mesma atitude pode manifestar-se de formas diferentes em pessoas diferentes, enquanto algumas pessoas podem não ter qualquer atitude desse tipo. O recurso a uma técnica de completamento de frases também pode ser útil nesta fase.

3.10.2 Redação de declarações de atitude

Em primeiro lugar, compõe-se o conjunto de itens. O conjunto de itens é a coleção de afirmações de atitudes a partir das quais a escala será construída. Uma vez que as atitudes são emocionais, é preferível evitar uma abordagem rígida e racional na redação das declarações de atitude. É bom utilizar frases relacionadas com sentimentos e emoções, esperanças e desejos, ódios, medos e felicidade. As declarações de atitude são melhores quando têm uma certa frescura, obrigando os inquiridos a parar por um momento e a tomar uma posição. Os itens devem ser expressões claras e personalizadas de sentimentos, não contendo mais do que uma questão. Finalmente, antes de os utilizar, os itens devem ser baralhados, colocando-os mais ou menos por ordem aleatória; colocando alguns itens inócuos no início, para habituar os inquiridos ao procedimento de resposta (OMS 1996).

3.10.3 Conjuntos de respostas

O conjunto de respostas é a tendência para responder aos itens da escala de atitudes de uma determinada forma, quase independentemente do conteúdo. Um desses conjuntos foi definido como "desejabilidade social"; trata-se da tendência para responder "concordo" a itens que os inquiridos acreditam refletir atitudes socialmente desejáveis, a fim de se mostrarem melhor. Outro conjunto de respostas foi descrito como "aquiescência", uma tendência geral para concordar em vez de discordar, especialmente quando as afirmações assumem a forma de generalidades plausíveis. Alguns aspectos de rigidez, dogmatismo e autoritarismo podem também conduzir a certas tendências de resposta. A incorporação de itens com formulações positivas e negativas que tratam da mesma questão apenas contribui em parte para ultrapassar estes problemas, uma vez que alguns conjuntos de respostas são largamente independentes do conteúdo. Não parece haver uma forma fácil de detetar as suas influências ou de as neutralizar (OMS 1996).

Num estudo transversal realizado na Suécia, 58% dos supervisores de MCH obtiveram mais do que a média de 55 pontos na componente de conhecimentos. A maioria (78%) dos supervisores mostrou atitudes positivas em relação à supervisão. (Kremer 1985).

Foi realizado um estudo transversal na Grã-Bretanha para determinar a mudança de CAP dos supervisores de voluntários de saúde após uma intervenção educativa no domínio da saúde. Foi incluída no estudo uma amostra de 303 supervisores de voluntários no sector da saúde. Foram avaliados os conhecimentos relativos à supervisão. As atitudes dos supervisores foram medidas através de um questionário elaborado numa escala de Likert. As percepções das actividades vitais dos supervisores também foram avaliadas através de uma escala. Após um período de 6 meses, foi avaliada a eficácia da intervenção. Os resultados revelaram uma melhoria significativa dos conhecimentos e das percepções, mas as atitudes não revelaram qualquer alteração significativa após 6 meses. Durante esta intervenção, não foi efectuada uma componente de autoavaliação (Prasad et al 1996).

3.11 Atitudes dos supervisores

Na avaliação da carga de trabalho das MSP no Sri Lanka, foram realizadas entrevistas aprofundadas a um grupo de MSP (n=28) e ao seu pessoal de supervisão (SPHM n=5, PHNS n=2) nas áreas selecionadas. As MSP sentem que são supervisionadas por muitas categorias de pessoal de uma forma hierárquica, começando pelos SPHM, PHNS, MOH, RSPHNO, MOMCH e o DPDHS. As MSP foram claras quanto ao facto de o pessoal de supervisão estar geralmente interessado em atingir os objectivos estipulados para a SMI. As MSP distinguiram a supervisão com uma atitude positiva para melhorar o desempenho da supervisão usada como uma missão de deteção de falhas. De um modo geral, apreciaram a ajuda dada pelos SPHM para melhorar o seu desempenho. Os MSP sentem que o SPHM é a pessoa mais adequada para os supervisionar. Acham que os SPHM fornecem soluções mais práticas para situações no terreno do que outras categorias de supervisores. Houve uma reação mista à supervisão pelos SNPS. A maioria das MSP e das MSF considera que a nomeação de profissionais de enfermagem para os cargos de saúde pública no terreno é inadequada (Assessment of workload of Public Health Midwives in Sri Lanka, 2008).

Um inquérito sobre atitudes realizado na Turquia revelou um padrão de atitude moderadamente positivo entre os supervisados relativamente à supervisão. Os supervisados eram um grupo de Agentes Comunitários de Saúde (n=65). Foi utilizada uma escala de Likert para medir as atitudes (Jones 1976).

Num estudo transversal para avaliar a atitude utilizando uma escala de Likert, foram demonstradas atitudes ligeiramente negativas entre os supervisores de clínicas de saúde pública na Rússia em 1985 (Kric 1985). Prestavam serviços no domínio da saúde familiar. Entre eles, 51,2% mostraram atitudes negativas em relação à supervisão.

Nos EUA, foi efectuada uma investigação entre supervisores de unidades de saúde para avaliar as atitudes em relação à supervisão e ao sistema de saúde em geral. A escala utilizada não era uma escala de Likert. Os resultados revelaram atitudes negativas entre os supervisores. Foram analisadas as associações entre a idade e os anos de experiência dos supervisores e as atitudes. Não foi encontrada uma associação significativa entre as atitudes e as variáveis acima referidas (Peter, 1995).

3.12 Estudos de intervenção relacionados com a supervisão da SMI/PF

Foi realizado um inquérito sobre atitudes entre os supervisores para avaliar os pontos fortes e fracos do sistema de saúde pública em França. Nesse projeto, foi relatada uma mudança significativa nas atitudes positivas após um desenvolvimento do sistema de saúde em 3 anos. A mudança foi significativa, mas foi uma constatação importante. Esta constatação confirma o facto de que uma intervenção educativa ou o comportamento dos supervisores têm um impacto nas atitudes dos supervisados. A intervenção teve vários factores de influência, como a autora descreveu no seu estudo. A análise univariada dos resultados revelou uma associação significativa entre as atitudes dos supervisores e as instalações dos supervisados. Mas na análise multivariada de regressão logística, o resultado tornou-se ligeiramente significativo (Mary et al 1988).

Foi realizado um estudo antes e depois em Itália, utilizando um grupo de controlo, que revelou uma mudança significativa nos conhecimentos e atitudes após um período de intervenção de 3 anos. A intervenção foi educativa e envolveu uma formação em serviço de seis meses. Neste projeto, foi realizado um estudo de base para recolher dados utilizando um questionário de avaliação do conhecimento e das atitudes. Passados 3 anos, os conhecimentos e as atitudes foram medidos utilizando os mesmos instrumentos (Remo et al 1993).

Os conhecimentos foram significativamente alterados (p=0,04) na sequência de uma intervenção educativa sobre supervisão nos supervisores voluntários de saúde do Bangladesh em Dhaka, em 1993, após um período de intervenção de 4 meses (Ikram et al 1993).

Uma intervenção educativa que envolveu a formação em serviço e o fornecimento de materiais educativos, realizada na Austrália, com a colaboração do governo de Queensland, registou alterações significativas (p=0,04) relativamente aos conhecimentos e às percepções dos supervisores das unidades de saúde. A dimensão da amostra foi de 98. Os supervisores de saúde foram acompanhados durante 6 meses antes da avaliação. Não foi utilizado nenhum grupo de controlo para o estudo. Por esse motivo, não foi possível controlar os factores de confusão e os resultados têm de ser interpretados com cuidado (Jit et al 1987).

Um estudo realizado na Jamaica, em colaboração com o Ministério da Saúde, permitiu corrigir as deficiências do pacote educativo e de outros serviços. O período de intervenção foi de apenas 3 meses. Após um período de 3 meses, registou-se uma melhoria significativa dos conhecimentos e das percepções dos supervisores. As atitudes não registaram qualquer alteração significativa (Chan et al 1986).

A supervisão dos prestadores de cuidados de saúde primários foi testada através de um ensaio aleatório no Zimbabué, que mostrou que, após a supervisão, a gestão global dos medicamentos melhorou significativamente no grupo de estudo em comparação com o grupo de controlo. O estudo também mostrou que a supervisão pode ter um efeito positivo na melhoria do desempenho noutras áreas que não as supervisionadas. É provável que a afetação de recursos à supervisão resulte numa melhoria do desempenho dos profissionais de saúde no que diz respeito à utilização racional de medicamentos essenciais, o que se traduz numa maior eficiência e eficácia (Trap et al 2001).

Nos países em desenvolvimento, o pessoal que trabalha na maioria das unidades de cuidados de saúde primários não é objeto de supervisão regular por parte dos supervisores. Um ensaio de campo controlado realizado nas Filipinas examinou se a supervisão sistemática utilizando um conjunto objetivo de indicadores poderia melhorar o desempenho dos profissionais de saúde. Após a intervenção, verificou-se uma correlação entre a frequência da supervisão e a melhoria do desempenho. Os autores concluíram que a supervisão sistemática utilizando indicadores claramente definidos e quantificáveis pode melhorar a prestação de serviços a um custo modesto (Loevinsohn et al 1995).

Foi realizado um estudo de intervenção no Quénia em 1985 e 1995. A dimensão da amostra foi de 99 (ano de 1989) e 147 (ano de 1995) Pontos de Prestação de Serviços (PPE). A intervenção consistiu na aplicação do novo Programa Nacional de Saúde Reprodutiva. O principal resultado medido foi o facto de os SDP receberem visitas de supervisão. Os resultados foram estatisticamente significativos p=0,003 ao nível de 5% (Segall 2003).

Um estudo de intervenção mostrou diferenças significativas nas taxas de mortalidade infantil e de crianças com menos de 5 anos de idade em 1989-92. Tratou-se de uma intervenção complexa nos cuidados de saúde primários, que incluiu a supervisão dos profissionais de saúde e das parteiras tradicionais por enfermeiras de saúde comunitárias. Não foi aplicada qualquer intervenção ao grupo de controlo. Os resultados foram significativos ao nível de 0,05 (Trap et al 2001).

Nas Filipinas, foi efectuado um estudo de intervenção em 1991-1992. A dimensão da amostra foi de 56 unidades de saúde para o grupo de intervenção e 68 unidades de saúde para o grupo de controlo. A intervenção consistiu numa lista de controlo de supervisão integrada. O controlo consistiu na supervisão sem lista de controlo. Foram atribuídas pontuações ao preenchimento das listas de controlo. As pontuações variaram entre 26 e 37 pontos no grupo de intervenção e entre 27 e 32 pontos no grupo de controlo. Observou-se uma melhoria estatisticamente significativa no grupo de intervenção (p=0,003) (Loevinsohn et al 1995).

Num estudo realizado no Brasil, verificou-se uma mudança significativa nos conhecimentos e nas percepções após uma intervenção para os supervisores dos agentes comunitários de saúde no Brasil. Realizaram um workshop e efectuaram uma intervenção educativa. Após um período de 6 meses, registou-se uma mudança significativa nos conhecimentos (p=0,01) e na perceção da supervisão (p= 0,02). Os resultados relativos às atitudes não foram referidos no estudo (Pichi et al 1988).

Foi realizada uma intervenção educativa em supervisores de saúde comunitários num estudo realizado no Chile. Avaliaram os conhecimentos, as atitudes e as percepções dos supervisores no início do estudo e os supervisores foram acompanhados durante 4 meses antes de reavaliarem as alterações nos conhecimentos, atitudes e percepções. Exceto no que se refere às atitudes, os conhecimentos e as percepções revelaram alterações significativas que foram positivas (p= 0,02 e p=0,03 respetivamente) (Tilcha et al 1990).

No Quénia, em aliança com a Associação de Planeamento Familiar do Quénia (FPAK), foram realizadas acções de formação e supervisão de apoio em todo o local. O pessoal das 14 clínicas de saúde reprodutiva da FPAK efectua sessões de autoavaliação das instalações e de resolução de problemas de três em três meses. Concluiu-se que a qualidade melhorou após a introdução da supervisão de apoio, ao passo que não tinha melhorado após a formação; introdução de diretrizes e listas de verificação de supervisão, e legislação sobre qualidade a nível central; maior participação e capacitação na melhoria da qualidade (Fatima 2002)

No Nepal, o Centro de Gestão da Qualidade dos Cuidados (QOCMC) é composto por uma equipa de ONG, mas está sediado no Ministério da Saúde. Quatro agentes no terreno efectuaram visitas mensais de 2-3 dias de monitorização e supervisão a 24 clínicas de PF em

21 distritos. Foi dada uma resposta rápida a problemas logísticos e de equipamento, coordenação das necessidades de formação, continuidade entre visitas, monitorização mensal de um conjunto uniforme de indicadores de qualidade dos cuidados e uma forte orientação para o cliente por parte do pessoal do QOCMC. Esta intervenção aumentou as pontuações agregadas (combinando todos os 24 locais de serviço) para todos os indicadores de qualidade dos cuidados ao longo de 2 anos (Cinite et al 2009).

Nas Filipinas, foi avaliada outra abordagem do PF centrada no cliente, no âmbito do projeto de Davao, em que foi concebida uma intervenção para dar resposta às necessidades reprodutivas auto-definidas dos clientes e potenciais clientes, fornecendo-lhes informações relevantes e exactas e serviços de boa qualidade, através da formação de prestadores de serviços na primeira fase e do intercâmbio de informações exactas com as mulheres que procuram serviços de PF na segunda fase. A base do estudo foi a hipótese de que uma maior informação resultaria numa menor interrupção do método utilizado. Assim, a abordagem centrada no cliente foi utilizada numa conceção quase experimental para fornecer aos clientes e potenciais clientes informações completas que lhes permitam regular a sua fertilidade de uma forma saudável.

O estudo incluiu duas intervenções. A primeira foi a formação dos prestadores de serviços em PF em clínicas fixas, através de um programa de formação de 5 dias em serviço, utilizando a abordagem GATHER, e três sessões de subformação com intervalos de 12 meses, 18 meses e 24 meses, para melhorar os conhecimentos, as competências e as atitudes das parteiras, uma vez que estas são os principais prestadores de serviços que entram em contacto direto com os clientes. Os prestadores de serviços foram treinados em troca de informações para responder aos clientes com informações relevantes, precisas e completas sobre planeamento familiar. Foi dada especial ênfase ao desenvolvimento de competências de comunicação verbal e não verbal para colocar questões relevantes aos clientes e explicar informações técnicas numa linguagem simples para que o cliente as compreenda. O formato da formação incluiu elementos didácticos e de dramatização.

Subsequentemente, foram realizados cursos de atualização para melhorar os conhecimentos, atitudes e competências dos prestadores de serviços. O primeiro foi realizado 11 meses após a formação inicial, com base na análise da situação e na monitorização no terreno, para rever os conhecimentos sobre técnicas de aconselhamento e tecnologia contraceptiva. A segunda, realizada 6 meses após a segunda, visava melhorar as atitudes dos prestadores em relação aos clientes e ao aconselhamento e desenvolver as capacidades dos médicos, enfermeiros e supervisores como formadores, abrangendo os temas da abordagem GATHER, direitos reprodutivos e clarificação de valores relacionados com a sexualidade e a fertilidade, preconceitos de género, direito dos clientes a uma informação correta, confidencialidade, escolhas reprodutivas e privacidade. O terceiro, realizado dez meses após o segundo, foi um evento de um dia para enfermeiras e parteiras.

A segunda fase envolveu a formação de supervisores em supervisão facilitadora, uma abordagem que enfatiza a monitorização, a resolução conjunta de problemas e a comunicação bidirecional, assegurando uma implementação harmoniosa. Os supervisores receberam formação em supervisão facilitadora, monitorização, resolução conjunta de problemas e comunicação bidirecional. O objetivo da formação era ajudar os supervisores a realizar tarefas que vão além do fornecimento rotineiro de inquéritos, da verificação de registos e da análise dos resultados dos objectivos. As responsabilidades dos supervisores foram discutidas e foram utilizados estudos de casos selecionados como modelos de como a supervisão deve ou não ser conduzida. Foram-lhes dadas listas de verificação para serem utilizadas nas actividades de supervisão.

Os prestadores de serviços e os supervisores constituíram uma fonte de dados e os seus conhecimentos, atitudes e práticas em matéria de PF foram avaliados nas fases pré e pós-intervenção. A segunda fonte de dados consistiu em entrevistas com um painel de novas utilizadoras de serviços de PF inscritas nos pontos de prestação de serviços. Este painel era constituído por 869 mulheres da zona de intervenção e 859 mulheres da zona de controlo, selecionadas por amostragem sistemática. A recolha de dados foi efectuada em casa, no prazo de 6 meses após a visita à clínica, relativamente a informações sobre os antecedentes, a qualidade do serviço que receberam durante as visitas à clínica, se as suas necessidades foram avaliadas, se lhes foi dada a possibilidade de escolherem os métodos, se receberam informações e se foram bem tratadas. A recolha de dados subsequente foi efectuada em intervalos após as visitas clínicas subsequentes à intervenção para os prestadores de serviços.

Quando os resultados foram considerados, os prestadores de serviços das áreas de intervenção e de controlo tiveram pontuações semelhantes para os conhecimentos nos três aspectos nas avaliações pré-intervenção, o que implica que a aleatorização funcionou. Houve uma melhoria significativa dos conhecimentos em todos os aspectos dos prestadores de serviços do grupo de intervenção em comparação com os do grupo de controlo na fase pós-intervenção. Relativamente ao comportamento dos prestadores de serviços, uma proporção significativamente maior de inquiridos no grupo experimental referiu que o prestador explicou como o método funcionava (89% versus 78%; p< 0,01), falou sobre os seus efeitos secundários (83% versus 62%; p< 0.01, falou sobre a gestão dos problemas que surgem com a sua utilização (85% versus 66%; p<0,01), deu os sinais de alerta do método (80% versus 56%; p<0,01) e falou sobre o método que protege contra as ISTs (43% versus 325; p<0,01), indicando que os clientes do grupo de intervenção receberam melhores cuidados do que os do grupo de controlo. Tudo isto revelou que existia uma diferença estatisticamente significativa entre os grupos de estudo e de controlo, o que pode ser atribuído à própria intervenção. Este estudo sublinhou a importância de um modelo testado no terreno de cuidados centrados no cliente, que fornece informações sobre a forma como os programas de PF podem ser adaptados para responder às necessidades dos clientes, através da identificação de lacunas nos serviços, da reciclagem dos prestadores de serviços e da utilização de protocolos claros para envolver os clientes (Costello et al 2001).

Capítulo 4

4 Metodologia

O estudo compreendeu duas fases, nomeadamente a Fase 1 e a Fase 11 (ver Quadro 3)

4.1 Fase I do estudo

A fase I é um estudo descritivo e é constituída por três componentes: componentes 1, 11 e 111.

4.1.1 Fase I Componente 1

A componente 1 da Fase I tinha duas subcomponentes, a subcomponente I e a subcomponente II.

No subcomponente I da Componente I, o subcomponente 1a avaliou a cobertura da supervisão efectuada pelos supervisores da MCH/FP; o subcomponente 1b avaliou a cobertura da supervisão dos supervisados, pelos respectivos supervisores.

A subcomponente IIa avaliou as necessidades dos supervisores e os pontos de vista do Diretor Regional dos Serviços de Saúde (DRS), do Vice-DRS (DRDHS), do Médico Oficial de Saúde (MOOH) e do Assistente do MOH (AMOOH) sobre os relatórios de supervisão. O subcomponente 11b avaliou a qualidade da interação entre o supervisor e o supervisionado.

4.1.2 Fase I Componente 1I

A Componente 11 da Fase I descreveu os conhecimentos, as atitudes e as competências auto-percebidas (PC) dos supervisores.

4.1.3 Fase I Componente 1II

A Componente III da Fase I avaliou as atitudes dos supervisandos em relação à supervisão.

4.2 Fase II do estudo

A fase 11 do estudo avaliou a eficácia da intervenção de educação para a saúde nos supervisores, para melhorar os conhecimentos, as atitudes e as práticas de supervisão dos supervisores, reforçar as atitudes favoráveis dos supervisados e melhorar a qualidade da interação supervisor-supervisado.

Quadro 3- Conceção do estudo

	Descrição	
FASE 1 Estudo descritivo	**Componente 1** Avaliação da cobertura da supervisão , necessidades dos supervisores avaliação, avaliação dos pontos de vista dos supervisores selecionados sobre notas de supervisão e qualidade da supervisão.	**Subcomponente 1** **Subcomponente 1a** Avaliação da cobertura das supervisões por cada categoria de pessoal de supervisão. **Subcomponente 1b** Avaliação da cobertura da supervisão do supervisado **Subcomponente 11** **Subcomponente IIa** Avaliação das necessidades dos supervisores e opiniões dos RDHS, DRDHS e MOOH/AMOOH sobre os relatórios de supervisão. **Subcomponente 11b** Avaliação da qualidade da interação supervisor-supervisado.
	Componente 11 Descreveu o	

	o CAP dos supervisores sobre a supervisão.	
	Componente 111 Avaliação das atitudes dos supervisandos em relação à supervisão.	
FASE 11 Intervenção	**Componente** 1- Uma recolha de dados de base no RDHSKalutara (zona de intervenção) e Gampaha (zona de controlo). **Componente II** . Desenvolvimento de uma intervenção sobre controlo **ComponenteI11-** Implementação de intervenção **Componente1V-** Avaliação da eficácia da intervenção	

4.1 Fase 1

4.1.1 Avaliação da cobertura da supervisão efectuada pelos supervisores da SMI/PF

Conceção do estudo

Trata-se de um estudo descritivo de carácter transversal.

Área de estudo

O estudo foi efectuado no distrito de Kalutara (**Anexo V111**). O distrito de Kalutara foi selecionado de entre os três distritos (Colombo, Gampaha e Kalutara) da província ocidental devido à familiaridade do Investigador Principal com a área e ao facto de não ter sido realizado anteriormente nenhum estudo semelhante sobre a supervisão em profundidade da SMI/PF. O distrito de Kalutara, com uma área de 1597,6 quilómetros quadrados, tinha uma população estimada de 1358 000 habitantes em 2008 (Ministério da Saúde 2010).

No âmbito do sistema de saúde descentralizado, o Diretor Regional dos Serviços de Saúde (DRS) e o Diretor do Instituto Nacional de Ciências da Saúde (INCS) são responsáveis pelos serviços de saúde no distrito.

A área do Instituto Nacional de Ciências da Saúde tem várias instituições de cuidados de saúde curativos, incluindo o Hospital Geral de Kalutara e duas áreas de MOOH, ou seja, Kalutara e Beruwala. O diretor do Instituto Nacional de Ciências da Saúde está sob o controlo administrativo do governo central, enquanto o resto do distrito está sob a administração provincial.

Na estrutura provincial, os serviços de saúde preventiva e promocional são prestados à comunidade através de dez áreas do Ministério da Saúde, chefiadas pelo MOOH no distrito de Kalutara. Estas áreas estão sob o controlo administrativo do Diretor Regional dos Serviços de Saúde (RDHS) de Kalutara. Os serviços curativos são prestados por dois hospitais de base, nomeadamente Panadura e Horana, quatro hospitais distritais, quatro unidades periféricas, quatro hospitais rurais e seis dispensários centrais.

A área do Instituto Nacional de Ciências da Saúde é diferente do resto da área, uma vez que foi desenvolvida para a formação de pessoal de saúde. Os recursos e as instalações de formação também são diferentes do resto do distrito. Esta área está sob o controlo administrativo do governo central e, devido às diferenças referidas, a área do Instituto Nacional de Ciências da Saúde foi excluída do estudo.

A limitação de recursos, tempo e fundos obrigou o Investigador Principal (PI) a confinar o estudo a um distrito da província ocidental.

População do estudo

Todo o pessoal de supervisão de MCH/FP, nomeadamente RDHS, Deputy RDHS, MOMCH, RSPHNO, MOOH, AMOOH, PHNSS, e o SPHMM na área de RDHS de Kalutara foram considerados como a população do estudo. A distribuição do pessoal de saúde responsável pelas actividades de supervisão da SMI no distrito de Kalutara é indicada no Quadro 4.

Quadro 4-Distribuição do pessoal de saúde responsável pela supervisão dos cuidados de saúde materno-infantil no distrito de Kalutara no ano de 2009

Categoria do pessoal	Não.
RDHS	01
Dep. RDHS	01
MOMCH	01
RSPHNO	01
MOOH	10
AMOOH	15
PHNS	24
SPHM	01
Total	54

Dimensão da amostra e amostragem

A amostragem não foi necessária, uma vez que todos os supervisores de MCH/FP foram inscritos no estudo.

Período de estudo

Os dados foram recolhidos de 05.10.2010 a 27.10.2010.

Instrumentos de estudo

Os instrumentos de estudo foram duas folhas de registo de dados: RS-1 e RS-11. A RS-1 recolheu dados relativos às supervisões efectuadas pelos supervisores dos gabinetes do Ministério da Saúde **(Anexo 1X/X)** e o RS-111 recolheu dados do pessoal de supervisão do gabinete RDHS **(Anexo X1)**.

Desenvolvimento de instrumentos de estudo

A folha de registo de dados-1 (RS-1) foi concebida de forma semelhante ao formato RH-MIS C (Reproductive Health- Medical Information System C) ou Formato C, para facilitar a recolha de dados. A fonte de dados para a RS-1 foi o Formato C **(Anexo V)**. O Formato C é a declaração trimestral, sob a supervisão do pessoal de supervisão do gabinete do Ministério da Saúde. O formato C recolhe dados sobre todas as actividades realizadas por todas as categorias de pessoal de supervisão de MCH/FP no gabinete do MS, incluindo a supervisão trimestral. O formato C deve ser elaborado em triplicado e a 1 cópia[st] deve ser enviada ao Serviço de Saúde Familiar (FHB) juntamente com a declaração trimestral de saúde materno-infantil (H 509), a 2 cópia[nd] deve ser enviada ao RDHS juntamente com o H 509. O H 509 é uma declaração, elaborada trimestralmente nos serviços do Ministério da Saúde, que resume todas as actividades realizadas em matéria de cuidados de saúde materno-infantil na zona e que consta do **Anexo V1**. A terceira cópia deve ser conservada no gabinete do Ministério da Saúde.

O formato C é uma folha de dados consolidada preparada trimestralmente. As supervisões realizadas pelos supervisores (PHNSS e SPHMM), registadas nos formatos A e B, são utilizadas para preparar o formato C. O formato A é a declaração mensal do PHNSS relativa às suas actividades, incluindo a supervisão das MCH/FP **(anexo 111)**. É apresentado mensalmente ao gabinete do Ministério da Saúde. O formato B é a declaração mensal da SPHMM relativa às suas actividades, incluindo a supervisão das MCH/FP **(anexo 1V)**. Assim, o formato C é um formato consolidado, que inclui o número de actividades de supervisão do MOOH/AMOOH, do PHNSS e da SPHMM realizadas durante um trimestre.

Da mesma forma, foi preparada a folha de registo de dados 11 (RS-11) para obter dados do pessoal de

supervisão dos escritórios da RDHS. As fontes de dados para a RS-11 foram a Declaração da MCH, o Relatório Trimestral de Desempenho (Formato C) e os Programas Avançados do ano 2009 da RDHS e da D.RDHS.
A declaração da MCH (RH-MIS 1160) é elaborada trimestralmente pela MO/MCH. Fornece um resumo das actividades realizadas pelo MCH, incluindo as supervisões do MCH durante o trimestre em causa. A declaração da MCH é elaborada em quatro exemplares e enviada, respetivamente, ao diretor da MCH, ao PDHS e ao DPDHS, sendo um exemplar conservado pelo MO/MCH. O formato C (**Anexo V11**) é o resumo das actividades realizadas pela RSPHNO durante um trimestre. As supervisões não relacionadas com a PCI/PF tinham de ser mencionadas nos RS 1 e RS 11, sempre que pertinente.

Método de recolha de dados
O Investigador Principal (IP) recolheu dados relativos à cobertura da supervisão junto do pessoal de supervisão do Gabinete do Ministério da Saúde e do Gabinete do RDHS no distrito de Kalutara, utilizando as folhas de registo RS1 (**Anexo 1X**) e RS 11 (**Anexo X**), após autorização administrativa das autoridades competentes.
Uma vez que não existia um formato oficial para a RDHS e a DRDHS comunicarem as suas supervisões, a PI remeteu os seus Programas Avançados do ano de 2009 para a obtenção de dados. Estes foram considerados como cobertura comunicada. O número de relatórios de supervisão disponíveis também foi contabilizado durante o estudo.
Em ambos os casos, qualquer supervisão não relacionada com a saúde materno-infantil foi mencionada nas folhas de registo.

Realização do estudo
A autorização para a realização do estudo no distrito de Kalutara foi obtida junto do Diretor Provincial dos Serviços de Saúde (PDHS), Província Ocidental, do Diretor Regional dos Serviços de Saúde (RDHS) do distrito de Kalutara e de cada Médico Oficial de Saúde (MOH) do distrito antes da recolha de dados.
A atribuição de datas para a recolha de dados foi discutida e acordada com o RDHS e o MOOH, tendo sido preparada uma lista com datas diferentes para cada gabinete do MOH e para o gabinete do RDHS.
Se todos os dados não tiverem sido recolhidos na data prevista, a PI reservou uma data separada para o efeito.

Definição de variáveis
Cobertura da supervisão=Número de supervisões
(relatada/real) efectuada durante o ano_/
Número previsto de supervisões para um ano
Número previsto de supervisões durante um ano:
O número previsto de supervisões foi considerado como as supervisões a efetuar por um supervisor por ano, de acordo com o estipulado na lista oficial de serviço/parecer do FHB na altura do estudo.
Cobertura prevista da supervisão = Número de supervisões (comunicadas/realizadas) efectuadas durante o ano/ Número previsto de supervisões por ano
Número declarado de supervisões por ano:
Número de visitas de supervisão efectuadas pelo supervisor durante o ano, tal como indicado no formato C AP do MOOH/AMOOH e no retorno MCH do MO/MCH, no relatório trimestral de desempenho (formato C) do RSPHNO e nos programas avançados (AP) do RDHS/D.RDHS.
Número efetivo de supervisões por ano:
A supervisão efectiva foi definida como o número de notas de supervisão disponíveis no momento da observação pelo investigador, no gabinete do Ministério da Saúde e no gabinete do RDHS. Embora as supervisões tenham sido marcadas no Formato C, Programas Avançados de MOOH/AMOOH e MCH Return do MO/MCH, Formato C do RSPHNO, Programas Avançados de
RDHS,D.RDHS , se os relatórios de supervisão não estivessem disponíveis, não era contabilizado como uma supervisão efectiva.
Supervisões não relacionadas com a SMI/PF - Qualquer supervisão de actividades não relacionadas com o programa SMI/PF.
Cobertura da supervisão superior à prevista - quando o número total anual de eventos de supervisão de todas as autoridades de supervisão abrangidas pelo estudo é superior à soma do número previsto de supervisões por autoridade de supervisão. (Para os cálculos relevantes, consultar o Quadro 7).
Cobertura da supervisão inferior à prevista - quando o número total anual de acções de supervisão de todas as autoridades de supervisão abrangidas pelo estudo é inferior à soma do número previsto de supervisões por autoridade de supervisão. (Para os cálculos relevantes, consultar o Quadro 7).
Análise de dados
A análise dos dados foi efectuada com recurso ao pacote SPSS 9. Para além da distribuição de frequência da cobertura, foi também examinada a associação entre a cobertura de supervisão e variáveis selecionadas dos supervisores. Foi aplicado o teste do qui-quadrado para avaliar a associação entre a cobertura de supervisão e

as variáveis selecionadas. Nos casos em que os valores esperados eram <5, mesmo numa célula, foi aplicado o teste exato de Fisher.

A definição das variáveis selecionadas, em que foi feita a associação com a cobertura de supervisão, é apresentada de seguida.

A definição de variáveis:

Idade - idade completada em 1st de janeiro de 2010.

Nível de habilitações literárias - obteve ou não aprovação no exame de nível avançado.

Residência - se o local de residência se situa dentro ou fora da área do respetivo Ministério da Saúde (local de afetação).

Duração do serviço - anos de serviço prestados como supervisor permanente.

Conhecimentos - pontuações percentuais recebidas no questionário de auto-resposta (SAQ) administrado durante o estudo.

Número de sessões de formação - número de sessões de formação relacionadas com a supervisão frequentadas nos últimos dois anos (2008, 2009).

Actividades não relacionadas com a supervisão - qualquer atividade oficialmente atribuída aos supervisores que não esteja relacionada com a supervisão, ou seja, reuniões do clube de mães

Atenção adequada por parte dos responsáveis superiores - pelo menos um caso de resposta por escrito das autoridades superiores a um problema de serviço apresentado ao trabalhador para resolução no prazo de um mês durante o ano de 2009.

Estado civil - se o supervisor é casado ou solteiro (divorciado).

4.1.2 Avaliação da cobertura das supervisões dos supervisados

A cobertura das supervisões dos supervisados pelos oficiais de supervisão foi avaliada na subcomponente 4.1.Ib do estudo. O sistema do processo de supervisão no programa distrital de SMI/PF está indicado na Figura 1.

Apenas as supervisões de parteiras de saúde pública (PHMM) efectuadas por agentes de supervisão foram observadas como supervisão de supervisores devido aos recursos limitados e às restrições de tempo. O numerador é o número de supervisionados (PHMM) que foram supervisionados pelos supervisores em 2009.

Área de estudo

A área de estudo para o subcomponente 4.1.1b foi a área do Diretor Regional dos Serviços de Saúde - Kalutara.

Conceção do estudo

Trata-se de um estudo descritivo transversal.

População do estudo

Todos os PHMM do distrito de Kalutara, com exceção da área de prática de campo do NIHS, constituíram a população do estudo e foram considerados como supervisores (n=288). O estudo excluiu as zonas de PHM vagas.

Período de estudo

Os dados foram recolhidos de 28.10.2010 a 10.11.2010.

Instrumento de estudo

O instrumento de estudo foi uma folha de registo de dados (RS -111), tal como consta do **Anexo X1.**

Método de recolha de dados para a subcomponente 1b

Todos os colectores de dados eram PHNSS reformados, que não tinham servido na área de estudo. Os primeiros nove colectores de dados foram afectados a 270 áreas de PHM, o que dá 30 áreas de PHM para um único coletor de dados. As restantes 18 zonas PHMM foram atribuídas aos 10 colectores de dados do site[th].

Antes do início do estudo, foi obtida autorização administrativa do RDHS, de Kalutara e do respetivo MOOH. O IP realizou uma sessão de formação no NIHS sobre a recolha de dados.

Os colectores de dados formados visitaram os gabinetes das PHMM relevantes para recolher dados. Os colectores de dados prepararam um calendário de datas para a recolha de dados após discussão com os PHMM relevantes. Cada coletor de dados atribuiu uma data para cada área PHM e informou antecipadamente o PHM sobre a visita para a recolha de dados.

Os relatórios de supervisão e/ou os registos feitos pelos supervisores nos livros de visitas (nas clínicas e nos gabinetes PHMM) foram considerados como supervisão. Todos os gabinetes/clínicas da PHM foram visitados para a recolha de dados. Se, por qualquer razão, não fosse possível recolher todos os dados no dia previsto, os responsáveis pela recolha de dados reservavam uma data para o efeito.

Definição de supervisão do supervisado

A frequência prevista de supervisões de um supervisado varia consoante o desempenho do mesmo. Pode ser uma ou mais vezes por ano, consoante os pontos fortes, os pontos fracos e as deficiências do supervisionado. Dada a inexistência de diretrizes locais oficiais, a PI classificou a frequência da supervisão do supervisionado em: não supervisionado de todo, supervisionado uma vez por ano, supervisionado duas vezes por ano, supervisionado três vezes por ano e supervisionado mais de três vezes por ano. Por conseguinte, as medidas de cobertura da supervisão dos supervisores são indicadas a seguir:

- Percentagem de supervisados não vistos pelos supervisores /ano
- Percentagem de supervisados vistos pelos supervisores uma vez/ano
- Percentagem de supervisados vistos pelos supervisores duas vezes por ano
- Percentagem de supervisados vistos pelos supervisores três vezes por ano
- Percentagem de supervisados vistos pelos supervisores mais de três vezes por ano

A supervisão foi contabilizada como uma supervisão efectuada se existirem provas documentais relativas a essa supervisão específica, tal como descrito acima.

4.1.1.c Percentagem do tempo de supervisão em relação ao tempo total de serviço

A percentagem de tempo de supervisão em relação ao tempo total de serviço foi definida da seguinte forma:
Percentagem do tempo de supervisão = <u>Tempo total de supervisão em dias em 2009 %</u>
em relação ao tempo total de serviço Tempo total de serviço em dias em 2009

Uma vez que era difícil calcular o tempo total de supervisão, decidiu-se utilizar o número total de eventos de supervisão como **medida de substituição**.

O tempo total de supervisão foi calculado somando todos os eventos de supervisão efectivos de cada categoria de supervisores em 2009 e, em seguida, cada supervisão efectiva foi considerada como um dia de supervisão. Um relatório de supervisão foi considerado como um evento de supervisão.

O tempo total de serviço para cada categoria de supervisor foi calculado da seguinte forma: Tempo total de serviço para cada supervisor em cada semana= 5,5 dias

N.º de semanas no ano 2009 = 52

Número total de dias úteis em 2009= 52x 5,5 dias= 286 dias

Número total de feriados exceto domingos em 2009= 21

Tempo de serviço efetivo em 2009= 286- 21= 265 dias (as férias gozadas por cada supervisor não foram consideradas neste cálculo). *Este valor de 265 dias tem de ser multiplicado pelo número de membros em cada categoria de supervisores para calcular o tempo de serviço total para cada categoria de supervisor.*

A população do estudo, o instrumento de estudo e o método de recolha de dados foram semelhantes aos da subcomponente 1b acima referida. *Os dados da subcomponente 1b também foram utilizados nesta secção.*

4.1.1.d Percentagem do tempo de ensino em relação ao tempo total de ensino

A percentagem de tempo de ensino em relação ao tempo total de ensino foi definida da seguinte forma:
Percentagem do tempo de ensino = *<u>Tempo total de ensino sob supervisão%</u>* em relação ao tempo total de ensino *Tempo total de ensino do curso*

A duração do tempo de ensino foi calculada a partir dos cursos de formação para os supervisores (Anexo)

4.1.3 Subcomponente 11

A subcomponente II do estudo consiste numa avaliação das necessidades dos supervisores e na avaliação das opiniões dos supervisores selecionados (MOOH/AMOOH/RDHS/DRDHS) sobre os relatórios de supervisão (subcomponente IIa) e na avaliação da qualidade das interações supervisor-supervisado (subcomponente 11b).

Subcomponente 11a

Avaliação das necessidades do supervisor e opiniões dos RDHS/D.RDHS, MOOH e AMOOH sobre os relatórios de supervisão

Área de estudo

A área de estudo foi a zona de RDHS de Kalutara.

Conceção do estudo

Trata-se de um estudo descritivo de carácter transversal.

População do estudo

A população do estudo foi constituída por todos os MOOH/AMOOH, PHNSS, SPHM, MOMCH, RSPHNO, RDHS/ DRDHS, no distrito de Kalutara (n=54).

Período de estudo

Esta ação foi levada a cabo no mês de novembro de 2010.

Instrumento de estudo

Todos os inquiridos da população em estudo tinham formação académica. Por conseguinte, foi elaborado um questionário auto-administrado (SAQ) baseado nas necessidades dos supervisores (**Anexo X11**).

Desenvolvimento do instrumento de estudo
A fim de explorar as necessidades e os pontos de vista dos supervisores sobre as notas de supervisão e de
conceber um QAA, foi realizado um debate em grupo com o pessoal de supervisão da área de prática no terreno
do NIHS (MOOH/AMOOH, MOMCH, RSPHNO, PHNSS e serviço de campo do Diretor Adjunto).
Os objectivos das discussões dos grupos de centragem, da opinião dos peritos e da análise da literatura eram
os seguintes
1. Explorar as necessidades de formação dos supervisores da SMI.
2. Explorar outras necessidades de serviços.
3. Explorar as soluções sugeridas para responder a essas necessidades.
4. Analisar os pontos de vista sobre os relatórios de supervisão.
5. Conceber um questionário auto-administrado (SAQ)

Discussão em grupo
Todos os funcionários de campo selecionados (MOOH, AMOOH, PHNSS, SPHM, RDHS, MOMCH,
RSPHNO) da área de prática de campo dos NIHS foram informados do programa um mês antes da data
prevista. O MOOH/AMOOH, o MOMCH e o RSPHNO foram informados através do gabinete do diretor-
adjunto dos serviços no terreno (DDFS) do NIHS. Os PHNSS foram informados através do Ministério da
Saúde competente. Os convites foram feitos por escrito com os objectivos da discussão do grupo de centragem,
a data e a hora da discussão e o local.
A discussão dos grupos de centragem foi conduzida pelo Chefe de Unidade, Unidade de Ensino de Saúde
Familiar, NIHS/Kalutara, na sala de seminários 1. Os dados foram registados por um médico da Unidade de
Ensino de Educação para a Saúde (HETU), NIHS/Kalutara, que recebeu formação e experiência na condução
e registo de sessões de discussão dos grupos de centragem. PI explicou os objectivos do FGD e discutiu
previamente o procedimento com o moderador e o registador de dados, tendo-lhes sido fornecido o guia do
FGD (**Anexo X111**).
O local selecionado era calmo e confortável, com iluminação adequada e sem perturbações. Os participantes
foram sentados em semicírculo e o facilitador sentou-se de frente para eles, para manter um bom contacto
visual. Inicialmente, o facilitador deu as boas-vindas aos participantes, apresentou-se e pediu que cada
participante se apresentasse, a fim de criar um ambiente amigável para um debate livre e incentivar os
participantes a exprimirem os seus pontos de vista. Em seguida, foram informados sobre o objetivo dos debates
e foram lidas as regras (**Anexo X111**), seguindo-se a obtenção do consentimento informado verbal.
Começando com uma pergunta geral, a discussão foi conduzida até que todos os pontos-chave fossem
abordados. Todos os pontos foram anotados e, para além disso, todas as sessões foram gravadas em cassetes
áudio com a autorização prévia dos participantes. Ao mesmo tempo, as expressões faciais e as interações entre
os participantes foram observadas e anotadas. No final do debate, os pontos-chave foram identificados e
resumidos e apresentados aos participantes para esclarecimentos adicionais. A duração do debate foi de 80-90
minutos, tendo sido concluído com um agradecimento a cada participante.
Após a discussão preliminar, realizou-se outra discussão apenas entre a RDHS, a D. RDHS, a MOOH e a
AMOOH para explorar os pontos de vista sobre as notas de supervisão.
Com base nos resultados das discussões dos grupos de centragem, na opinião dos peritos e na análise da
literatura, foi identificada informação para construir o QAA. A maioria das perguntas era fechada, mas algumas
incluíam perguntas abertas que permitiam aos inquiridos acrescentar/expressar a sua opinião/opinião. (Foi
realizada apenas uma sessão de discussão, uma vez que o principal objetivo era recolher variáveis/dados para
construir o Questionário. Estes dados foram complementados com dados de outras fontes, ou seja, revisão da
literatura e opinião de peritos)

Pré-teste
O questionário auto-administrado foi pré-testado na área de prática de campo do NIHS e foram feitas as
revisões necessárias.

Método de recolha de dados
Durante a conferência mensal do gabinete da RDHS, em que participam todos os supervisores do distrito de
Kalutara, o questionário de avaliação do desempenho foi administrado pelo PI a todos os supervisores.

Subcomponente 11b
Qualidade da interação entre supervisor e supervisado
A subcomponente IIb mede a qualidade da interação entre o supervisor e o supervisionado durante o processo
de supervisão.
O IP não conseguiu encontrar nenhuma metodologia publicada ou não publicada para medir a qualidade da
interação supervisor-supervisado, exceto o estudo exploratório realizado por Tavrow P. et al (1999) no Johns

Hopkins Centre for Communication Programme. O IP utilizou uma metodologia semelhante, com algumas modificações para se adequar ao contexto local, para avaliar a qualidade das interações supervisor-supervisado no programa MCH/FP no distrito de Kalutara.

População do estudo

A população do estudo foi constituída por todos os PHNSS (n=24) da área do RDHS de Kalutara. Os RDHS, D.RDHS, MOMCH, RSPHNO e MOOH foram excluídos do estudo devido a dificuldades logísticas no recrutamento de um oficial subalterno para observar o processo de supervisão dos oficiais superiores e à limitação de recursos.

Período de estudo

O estudo foi realizado nos meses de novembro e dezembro de 2010.

Instrumentos de estudo

Foram utilizados os seguintes instrumentos de estudo para observar a qualidade da interação entre supervisores e supervisandos durante o processo de supervisão.

1. Foi utilizada uma lista de verificação como guia de observação da supervisão, semelhante à do estudo do Zimbabué, com pequenas alterações para se adequar ao contexto local (**Anexo X1V**).

2. Instrumentos de registo áudio. O coletor de dados utilizou um gravador de áudio digital para registar todas as interações verbais entre o supervisor e o supervisionado. Este gravador não obstruiu os procedimentos da sessão de supervisão, uma vez que era muito pequeno e pouco visível para os outros. Além disso, o gravador digital pode efetuar longas horas de gravações sem qualquer interrupção. Isto foi realmente útil quando se trata de condições de campo.

3. O registo de tempo foi concebido para registar todas as actividades realizadas pelo supervisor por um coletor de dados treinado até ao final da sessão de supervisão, como mostra o **Anexo XV**. Isto permitiu ao PI quantificar o tempo gasto pelo supervisor em cada atividade durante a sessão de supervisão. O registo do tempo era um formato que consistia em duas colunas para indicar a hora de início de uma determinada atividade e o tipo de atividade, respetivamente.

Desenvolvimento do instrumento de estudo (guia de observação)

O IP, com a ajuda de uma equipa de peritos no programa MCH/FP, juntamente com supervisores de MCH passados e presentes, determinou e enumerou os principais comportamentos dos supervisores, tal como indicado abaixo. O grupo começou por discutir as principais recomendações da literatura. O estudo do Zimbabué identificou onze categorias de práticas de supervisão;

1. Desenvolver uma relação com o supervisado.
2. Discutir as recomendações da visita anterior.
3. Promover a participação dos prestadores de serviços
4. Identificar conjuntamente os problemas
5. Facilitar a resolução de problemas
6. Dar feedback construtivo.
7. Educação/formação do prestador de serviços (supervisado)
8. Discutir e interpretar dados.
9. Fazer sugestões e ser proactivo/prático.
10. Procurar o contributo dos clientes.
11. Discutir a próxima visita.

O grupo de peritos concordou com os mesmos onze comportamentos a incluir no guia de observação para o presente estudo.

A fim de reduzir a subjetividade e a ambiguidade de uma determinada categoria, o grupo chegou a acordo sobre exemplos concretos do que um supervisor deve fazer ou dizer, tanto positivos como negativos, para ajudar os observadores a chegar a uma boa classificação do supervisor. Por exemplo, na categoria "promove a participação dos supervisandos", um exemplo positivo (comportamento) foi "pede a opinião do supervisando" e um exemplo negativo (comportamento) foi "não mostra interesse pelo que o supervisando diz, como mostra o estudo do Zimbabué".

O grupo chegou então a acordo sobre uma escala de 1 a 10 pontos para classificar as interações entre supervisores e supervisandos em cada uma destas categorias, e elaborou uma breve descrição das pontuações (**Anexo XIV**). Este sistema de pontuação é semelhante ao utilizado no estudo do Zimbabué. As pontuações de 7 a 10 foram consideradas de boas a excelentes; 4 a 6 inadequadas, precisam de ser melhoradas; e 1 a 3 más, precisam de ser muito melhoradas. Uma vez que existiam 11 categorias, a gama global de pontuações podia variar entre 11 e 110 (mínimo possível e máximo possível, respetivamente).

Gravador de áudio digital
Decidiu-se utilizar um gravador áudio digital, tal como no estudo anterior do Zimbabué, para registar todas as interações verbais. Os registos digitais foram analisados utilizando o pacote de software Nudist.
Registo de tempo
A equipa decidiu usar o mesmo registo de tempo com algumas modificações para o presente estudo. Continha duas colunas; a primeira para registar o tempo; a segunda para registar a atividade realizada pelo supervisor durante a sessão de supervisão, que é apresentada no **Anexo XV.**
Método de recolha de dados
O IP selecionou aleatoriamente os supervisores (PHNSS) para observação com antecedência. A equipa de investigação era constituída pelo investigador principal, por um técnico de educação para a saúde reformado e por um SNPS reformado. A equipa de investigação acompanhou o supervisor ao respetivo local de supervisão de acordo com o horário de supervisão planeado. Os horários de supervisão foram preparados com a participação da equipa de investigação e do SNPS no início do estudo. A equipa passou toda a sessão de supervisão com o supervisor. Os investigadores não começaram a registar quaisquer dados durante 15 minutos desde o início da supervisão para se familiarizarem com os supervisores e evitarem que se apercebessem de que tinham sido observados.
O PI efectuou a observação estruturada. O HEO (reformado) gravou em áudio as interações verbais entre o supervisor e o supervisionado. O PHNS (reformado) fez o registo de todas as actividades durante o processo de supervisão, juntamente com o registo do tempo.
Antes da recolha de dados através dos métodos de observação, gravação áudio e registo num livro de ponto, foi obtido o consentimento verbal informado dos supervisores e dos supervisados.
No final da sessão de supervisão, a equipa de colectores de dados discutiu com o PI a observação estruturada dos supervisores, a gravação áudio das interações supervisor-supervisado e o registo de todas as actividades de supervisão, juntamente com um registo de tempo, para chegar a um consenso de grupo. Em seguida, a equipa chegou conjuntamente a um consenso sobre a pontuação de um determinado supervisor (Total Quality Score/TQS).
Os membros da equipa de investigação utilizaram primeiro as suas notas, registos de tempo e clips de áudio para chegarem a acordo sobre as práticas positivas ou negativas que tinham observado. As principais diferenças de opinião foram tratadas pelo IP com a ajuda dos supervisores do projeto.
Os nomes e outras informações susceptíveis de identificar supervisores e supervisados individuais não foram introduzidos nas fichas de dados, incluindo as transcrições das cassetes áudio, a fim de manter a confidencialidade.
Antes do início do estudo, os supervisores do projeto organizaram uma sessão de formação de um dia para os colectores de dados.
Os objectivos desta formação eram
1. Familiarizar-se com as definições dos onze (11) comportamentos de supervisão.
2. Familiarizar-se com os instrumentos de recolha de dados e os métodos de recolha de dados.
3. Chegar a um consenso de grupo relativamente ao sistema de pontuação utilizando todas as fontes de dados.
Análise de dados
Os registos completos das actividades foram introduzidos em folhas de cálculo do Microsoft Excel e depois importados para o pacote de software SPSS 9.0. As actividades dos registos foram posteriormente codificadas para análise. Um total de 43 horas de interação supervisor-supervisado foi gravado em áudio e depois traduzido para inglês por um professor de inglês que falava inglês e cingalês e transcrito. Apenas uma pequena parte (< 15 minutos) das gravações era ininteligível. As interações transcritas foram codificadas utilizando o pacote de software Nudist e analisadas. A cada comportamento de supervisão foi atribuída uma pontuação de 1 a 10, de acordo com a escala constante do Anexo X1V.
Nesta componente, foi avaliada a associação entre a qualidade da interação entre o supervisor e o supervisado (Total Quality Score/TQS) e as variáveis selecionadas.
Definição de variáveis
A duração da supervisão foi definida como o tempo decorrido desde o início da sessão de supervisão até ao momento em que esta termina. O tempo de deslocação não foi contabilizado para esta duração da supervisão. Os 15 minutos iniciais que foram omitidos para observação no início foram adicionados para calcular a duração do tempo gasto na supervisão no final.
4.1.3 Componente 11- Conhecimentos, atitudes e competências autopercebidas dos supervisores em matéria de supervisão
A Componente II avaliou os conhecimentos, atitudes e competências percebidas dos supervisores da SMI relativamente a comportamentos de supervisão selecionados (CAP) utilizando um questionário auto-

administrado.

População do estudo

Todos os supervisores de MCH/FP do distrito de Kalutara foram escolhidos como população de estudo nesta componente.

Período de estudo

O período de estudo foi o mês de dezembro de 2010.

Instrumento de estudo

Foi utilizado um questionário auto-administrado (**Anexo XV1**) porque os inquiridos são um grupo instruído e têm a capacidade de responder a perguntas escritas. Foram desenvolvidas três secções separadas para avaliar os conhecimentos, as atitudes e as competências auto-percebidas, respetivamente, no mesmo SAQ. O SAQ foi estruturado em quatro partes:

1. Informações básicas sobre o participante

2. Conhecimentos em matéria de controlo

3. Atitudes em matéria de controlo

4. Competências auto-percebidas sobre comportamentos de supervisão favoráveis selecionados

Desenvolvimento do instrumento de estudo

Conhecimentos em matéria de controlo

Após uma extensa revisão da literatura, o IP identificou as principais áreas de conhecimento necessárias para efetuar a supervisão. Foram preparadas onze (11) perguntas de escolha múltipla para avaliar os conhecimentos.

Atitude em relação à supervisão

O IP realizou entrevistas aprofundadas com os supervisores de SMI da área de prática de campo do NIHS para atingir os seguintes objectivos

1. Decidir com maior precisão os domínios das atitudes a medir.

2. Obter expressões dos inquiridos para fazer afirmações numa escala de atitudes.

Estas entrevistas foram efectuadas entre os supervisores das MCH/FP do distrito de Gampaha, até não surgirem novas ideias. O IP preparou uma lista com os nomes de todos os supervisores de MCH/FP da área do NIHS e selecionou aleatoriamente os participantes para as entrevistas aprofundadas. Obteve-se autorização do diretor do NIHS para selecionar os supervisores para as **entrevistas aprofundadas**, que foram convidados com antecedência através de uma carta de apresentação.

As entrevistas em profundidade foram conduzidas pelo PI no NIHS, Kalutara, minimizando as distracções. O ambiente foi privado, silencioso e confortável para os entrevistados.

entrevista. Não havia perguntas fixas no guia do entrevistador, mas uma lista de tópicos gerais em torno dos quais a entrevista deveria ser conduzida (**Anexo XV11**). Não havia uma ordem fixa para as perguntas. O PI começou por qualquer tópico da lista e prosseguiu por qualquer ordem. Cada sessão foi gravada em áudio pelo PI.

Vinte e oito itens foram selecionados pelo IP para fazer declarações de atitude. De seguida, o IP procedeu à análise fatorial, principalmente para reduzir o número de variáveis (**Anexo XVIII**). Dezoito itens foram selecionados pelo IP para fazer afirmações na escala de atitudes que eram internamente consistentes.

Finalmente, antes da utilização das afirmações de atitude, os itens foram baralhados, colocando-os mais ou menos por ordem aleatória; alguns itens inócuos foram colocados no início para habituar os inquiridos ao procedimento de resposta.

Competências percebidas

A competência percebida mede a autoavaliação da competência para executar uma determinada tarefa pelo supervisor (Peter H, 1989).

Foram avaliadas as competências percepcionadas para onze (11) práticas de supervisão favoráveis que devem ser realizadas durante uma sessão de supervisão por um supervisor. As notas obtidas por cada supervisor foram somadas e expressas como mediana e intervalo interquartil (IQR) das competências. As pontuações totais foram depois expressas em percentagem.

Pré-teste do instrumento de estudo

O questionário foi pré-testado quanto à clareza, à capacidade de compreensão e à adequação da afetação de tempo, entre sete supervisores da SMI na área do SNIS, tendo sido introduzidas as alterações necessárias, que foram mínimas.

Método de recolha de dados

O SAQ foi administrado a todos os supervisores numa conferência mensal no escritório da RDHS. Os questionários foram distribuídos pelo PI após uma breve explicação sobre o estudo e a obtenção do consentimento verbal informado. Os questionários preenchidos foram recolhidos assim que os inquiridos terminaram de responder.

Autorização administrativa para o estudo

Antes do início do estudo, foi obtida a autorização necessária do RDHS, do distrito de Kalutara e do MOOH.

Qualidade dos dados

A repetibilidade dos dados foi avaliada através do método de teste-reteste. O PI efectuou uma nova entrevista após 2 semanas, tendo sido calculado o valor kappa. **(Anexo XIX)**

Esquema de avaliação e análise de dados

A avaliação dos conhecimentos baseou-se na capacidade de dar respostas corretas aos MCQs. Os MCQ foram classificados com +10 para respostas corretas, -10 para respostas incorrectas e 0 para respostas desconhecidas ou em falta

respostas. A pontuação mais baixa possível para uma pergunta individual era 0, uma vez que a pontuação negativa não era transferida. A pontuação final obtida por cada indivíduo foi expressa como uma percentagem da pontuação total, que foi de 110. A pontuação total de conhecimentos obtida por cada inquirido foi expressa como uma percentagem da pontuação máxima possível para essa componente. A mediana das pontuações percentuais foi calculada para descrever os conhecimentos do supervisor, uma vez que a distribuição dos dados não é normal.

As atitudes foram medidas utilizando a escala de Likert. Ao assinalar as perguntas, foram identificadas as atitudes positivas e negativas e as classificações foram atribuídas da seguinte forma. A secção continha afirmações de atitudes positivas e negativas. As notas para as atitudes positivas foram atribuídas na direção positiva (ou seja, concordo totalmente +2, concordo ligeiramente +1, indeciso 0, discordo ligeiramente -1 e discordo totalmente -2), enquanto as notas para as atitudes negativas foram atribuídas na direção negativa (ou seja, concordo totalmente-2, concordo-1, indeciso 0, discordo +1 e discordo totalmente +2), de modo a que todas as respostas tivessem uma única direção. Uma vez que as atitudes não estavam em conformidade com uma distribuição normal, foram utilizados testes não paramétricos.

As competências auto-percebidas foram pontuadas utilizando um sistema de pontuação graduada (ou seja, não competente 1, menos competente 2, competente 3 e altamente competente 4). As notas totais foram depois expressas em percentagem. Uma vez que as competências auto-percebidas não estavam em conformidade com uma distribuição normal, foram utilizados testes não paramétricos.

Pontuação das variáveis

A pontuação de conhecimento semelhante ou superior a 50% foi considerada como conhecimento adequado. A pontuação abaixo de 50% foi considerada como conhecimento inadequado.

Uma pontuação de atitude semelhante ou superior a 50% foi considerada como atitude positiva e uma pontuação inferior a 50% foi considerada como atitude negativa.

As competências autopercebidas semelhantes ou superiores a 50% foram consideradas uma boa competência autopercebida e uma pontuação inferior a 50% foi considerada uma competência autopercebida fraca.

4.1.4 Componente 111- Atitudes dos supervisores (PHMM) em relação à supervisão

Nesta componente, foram avaliadas as atitudes dos supervisores (PHMM) do programa MCH/FP em relação à supervisão.

População do estudo

Todos os PHMM atualmente empregados no distrito de Kalutara foram incluídos no estudo, exceto os PHMM na área de prática de campo do NIHS. Assim, foram incluídos no estudo 288 PHMM.

Período de estudo

Os dados foram recolhidos durante o mês de janeiro de 2011.

Instrumento de estudo

Para a recolha de dados, foi aplicado um questionário auto-administrado **(Anexo XX)**. Isto justificou-se pelo facto de as PHMM serem um grupo educado. O questionário incluía vinte e uma afirmações sobre atitudes. Foi pedido aos supervisores que indicassem o nível de concordância com cada uma das afirmações numa escala de Likert de cinco pontos. As notas obtidas pelos PHMM foram depois convertidas em percentagens.

Desenvolvimento do instrumento de estudo

A mesma metodologia descrita no ponto 4.1.2 foi utilizada para desenvolver o instrumento de estudo. Foram efectuadas entrevistas em profundidade aos PHMM da área do SNS. Foi obtida autorização administrativa do Diretor/NIHS. O conjunto de itens foi selecionado pelo IP com o consenso dos PHMM da área de prática de campo do NIHS. Em seguida, procedeu-se à análise fatorial para selecionar as afirmações mais adequadas para a versão final **(Anexo XX1)**. A versão final das declarações de atitude foi pré-testada na área de prática no terreno dos NIHS pelo IP e foram efectuadas as revisões necessárias. A validade consensual foi avaliada por três médicos comunitários consultores (PCC), tendo sido satisfatória.

Método de recolha de dados
O questionário auto-administrado foi apresentado aos supervisores (PHMM) pelo respetivo MOOH de cada área do MOH durante a conferência mensal nos escritórios do MOOH do distrito de Kalutara. Neste mês em particular, todas as conferências do MOOH foram realizadas no mesmo dia. Esta data foi solicitada pelo IP do RDHS de Kalutara para facilitar a administração do SAQ. Os objectivos do estudo foram explicados sucintamente às PHMM e o consentimento verbal informado foi obtido pelas MOOH. (O PI deu ao MOOH a formação necessária sobre a administração do SAQ na conferência do RDHS). Foi pedido às PHMM que respondessem ao SAQ antes do início da conferência e os questionários foram imediatamente recolhidos pelos MOOH após as respostas. O PI monitorizou toda a sessão, visitando aleatoriamente os gabinetes do MOOH. Os SAQ foram então enviados ao PI pelo MOOH.

Avaliação das atitudes
A secção continha declarações de atitudes positivas e negativas. As notas relativas às atitudes positivas foram atribuídas na direção positiva (ou seja, concordo totalmente +2, concordo ligeiramente +1, indeciso 0, discordo ligeiramente -1 e discordo totalmente -2), enquanto as notas relativas às atitudes negativas foram atribuídas na direção negativa (ou seja, concordo totalmente-2, concordo-1, indeciso 0, discordo +1 e discordo totalmente +2), de modo a que todas as respostas tivessem uma única direção. Uma vez que as atitudes não estavam em conformidade com uma distribuição normal, foram utilizados testes não paramétricos.

4.2. Fase 11
Trata-se de um estudo de intervenção.
A Fase II consistiu em quatro componentes.

1. Componente 1- Recolha de dados de base na área de controlo -RDHS Gampaha. A área de intervenção foi recolhida na Fase I do estudo.
2. Componente II - Desenvolvimento da intervenção (pacote educativo) 3. Componente 111 - Implementação da intervenção.
4. Componente 1V - Avaliação da eficácia da intervenção

4.1.1 Componente 1
Recolha de dados de base do RDHS Gampaha
Gampaha é um dos três distritos da Província Ocidental e tem um contexto socioeconómico semelhante ao do distrito de Kalutara, tendo sido selecionado como área de controlo. Os serviços de SMI/PF disponíveis na área são semelhantes aos do distrito de Kalutara, uma vez que estes serviços são prestados pelo mesmo ponto focal, ou seja, o Gabinete de Saúde Familiar.
Além disso, o distrito de Gampaha foi preferido em relação ao distrito de Colombo, uma vez que a IP presumiu que a contaminação da intervenção seria menor em Gampaha, uma vez que fica longe do distrito de Kalutara, em comparação com o distrito de Colombo.
A qualidade da interação supervisor-supervisado, o CAP dos supervisores (PHNS=45 em número) e as atitudes dos PHMM (n=501) foram recolhidos à semelhança da Fase I do estudo. Foi seguida a mesma metodologia descrita na Fase 1 pela mesma equipa de investigação para recolher dados no RDHS de Gampaha, utilizando os mesmos instrumentos de estudo. Este estudo foi realizado durante dezembro de 2010 e janeiro de 2011.

4.1.2 Componente II - Desenvolvimento da intervenção
Esta foi a fase de desenvolvimento da intervenção.
Desenvolvimento da intervenção (pacote educativo)
Objectivos do pacote educativo
O pacote educativo foi desenvolvido
1. Melhorar o CAP do PHNSS na prestação de supervisão.
2. Melhorar a qualidade da interação entre o supervisor e o supervisado.
3. Melhorar as atitudes favoráveis do PHMM em relação à supervisão.
O pacote educativo foi concebido com base no seguinte:
1. Análise exaustiva da literatura sobre as intervenções educativas disponíveis a nível mundial que visam a mudança de comportamentos.
2. Conclusões da Fase 1.
3. Resultados do inquérito de base na zona do RDHS de Gampaha na Fase 11.
4. Instruções recebidas do seguinte grupo de consultores.
    a. Supervisores de projectos (CCP)
    b. CCP em HEB
    c. CCP em FHB

5. O melhor modo de intervenção educativa para se adequar ao pessoal de saúde pública do Sri Lanka e ser acessível ao Sri Lanka.

Etapas do desenvolvimento da intervenção educativa

1. Preparação do "guia do formador" para o seminário de formação para o PHNSS.
2. Preparação de um manual de supervisão para o PHNSS.
3. Preparação de materiais didácticos.

> 3.1) **O anexo XX11** apresenta o "Guia do Formador" para o seminário de formação do PHNSS.
>
> 3.2) **O Anexo XX1II** apresenta o videoclip para demonstrar os comportamentos favoráveis dos supervisores.
>
> 3.3) Desenvolvimento de um jogo de papéis estruturado para demonstrar as práticas favoráveis dos supervisores.
>
> 3.4) Preparação de uma "ferramenta de autoavaliação" para o PHNSS **(Anexo XXIV).**

O guia do formador foi desenvolvido para ser utilizado pelo pessoal de recursos do workshop sobre formação de PHNSS. Incluía planos de aula detalhados com o tópico, objectivos de aprendizagem, duração das sessões, métodos de ensino e aprendizagem, materiais a utilizar e recomendações para leituras adicionais.

Na elaboração do guia do formador, foram tidos em consideração os objectivos do programa de formação, o conteúdo, os métodos de ensino, os materiais de ensino/aprendizagem e as técnicas de avaliação. Antes de elaborar o guia do formador, realizou-se uma discussão com o Ministério da Saúde/Saúde Materno-Infantil, a RSPHNO, o diretor executivo do distrito de Kalutara e o Ministério da Saúde para decidir os aspectos mais importantes e o método de condução da sessão. Por fim, decidiu-se adotar a abordagem participativa parcial. Foi concebido um seminário de dois dias para atualizar os conhecimentos e facilitar a aquisição de atitudes e práticas favoráveis.

"Manual de supervisão do PHNSS" (Anexo XXV)

Este documento foi elaborado com o objetivo de atualizar os conhecimentos em matéria de supervisão.

O formato incluía,

1. Introdução geral e objectivos da supervisão.
2. Métodos de controlo.
3. Diferenças entre a supervisão tradicional e a supervisão de apoio.
4. Etapas do controlo.
5. Vantagens da supervisão de apoio.
6. Método de redação de um relatório de supervisão.
7. Lista de materiais de leitura adicionais.

A preparação do Manual foi efectuada em quatro fases.

1. Primeira fase (fase de preparação académica): Preparação do Hand book pelo PI.
2. Segunda fase: Revisão do projeto de documento por peritos.
3. Terceira fase: Pré-teste num campo que não a área de estudo (na área de prática de campo do NIHS) entre cinco PHNSS. Durante o teste no terreno, foram analisados três aspectos importantes do manual escrito: "Usabilidade", "Acessibilidade" e "Legibilidade".

a. Usabilidade - Os conteúdos são relevantes e estão ao "nível certo" parao leitor?
> - O PHNSS concordou com o conteúdo.

b. Acessibilidade - A informação está bem estruturada e é fácil de localizar?
> - Todos os PHNSS concordaram que o conteúdo foi bem compreendido e estruturado de forma a permitir uma fácil localização das secções relevantes.

c. Legibilidade - O texto é legível?
> - Todos os PHNSS indicaram que o livro era de fácil utilização. O tempo médio de leitura foi de uma hora e 10 minutos.

4. Quarta fase: O manual foi modificado em conformidade. A edição da gramática foi efectuada pelo IP com a ajuda de um professor reformado especializado em documentação cingalesa.

Guia do formador (Anexo XX11)

Foi preparado para ajudar o pessoal de recursos e os formadores a realizar as sessões de formação. Foi preparado com instruções dos supervisores do projeto (CCP). O guia final foi preparado depois de considerar os pontos de vista do MO/MCH, MOOH e RSPHNO.

Videoclipe (Anexo XX1II)

Este vídeo foi preparado para demonstrar onze práticas favoráveis dos supervisores num ambiente de trabalho real. O videoclip foi produzido pelo PI com a ajuda do Health Education Bureau para ser apresentado durante as sessões educativas.

Instrumento de autoavaliação (Anexo XXIV)

A ferramenta de autoavaliação foi adaptada para avaliar o desempenho do supervisor, no final de cada sessão de supervisão, com base nos critérios de supervisão indicados no módulo de formação. Este instrumento foi adaptado do estudo efectuado por Tavrow P. et al em 1999. A validade consensual foi avaliada depois de o instrumento ter sido avaliado por um grupo de Tutores de Saúde Pública do SNS. A validade de conteúdo foi satisfatória, uma vez que este instrumento foi utilizado anteriormente no estudo acima referido no Zimbabué. O instrumento foi previamente testado na área de prática do NIHS e foram efectuadas as alterações necessárias para se adequar à situação local.

Jogo de papéis estruturado

Foi desenvolvida uma dramatização estruturada com a ajuda dos HEOs do NIHS para demonstrar onze práticas de supervisão favoráveis selecionadas de supervisão de apoio. Durante a sessão de formação, o PI participou nas dramatizações com os participantes. As sessões de dramatização foram efectuadas repetidamente, envolvendo todos os participantes, até que estes desenvolvessem competências adequadas em matéria de supervisão.

4.2.3 Componente III - Implementação da intervenção

Formação PHNSS

A formação do PHNSS sobre supervisão foi realizada utilizando o guia dos formadores (**Anexo XX11**). O workshop de dois dias foi realizado em 2nd e 3rd de fevereiro de 2011 na sala de conferências do gabinete do Ministério da Saúde, Panadura. Foi obtida autorização dos funcionários relevantes e as datas e o local foram informada aos participantes com um mês de antecedência, a fim de garantir que fosse incluída no seu programa mensal de adiantamento.

Uma agenda (**Anexo XXV1**) foi preparada pelo PI de acordo com o "Guia do Formador" previamente concebido. O pessoal de recurso foi o CCP especializado em educação para a saúde, MOMCH, MOH da Panadura, PI e o HEO.

Os objectivos de aprendizagem do seminário de dois dias foram os seguintes

No final da formação, o PHNSS deve ser capaz de

1. Descrever a importância da supervisão e os seus vários aspectos.

2. Descrever as etapas da supervisão.

3. Descrever as vantagens da supervisão de apoio.

4. Desenvolver atitudes positivas em relação à supervisão e ser capaz de desenvolver atitudes positivas no PHMM.

5. Desenvolver a capacidade de realizar onze comportamentos de supervisão favoráveis, melhorando assim a qualidade da interação supervisor-supervisado.

Métodos de ensino e temas das sessões de formação.

1. Palestras sobre

a. Introdução da definição de controlo.

b. Vários métodos de controlo.

c. Diferenças entre a supervisão tradicional e a supervisão de apoio.

d. Etapas da supervisão de apoio.

2. Trabalho de grupo para identificar

a. problemas associados à supervisão tradicional.

b. problemas encontrados na elaboração de um relatório de supervisão.

c. problemas encontrados na preparação dos modelos A, B e C.

3. Discussão para desenvolver atitudes positivas através de

a. Partilhar experiências.

b. Ilustrar com exemplos.

c. Motivar através da discussão e melhorar a sua capacidade de melhorar as atitudes entre os PHMM.

4. Dramatizações para

a. desenvolver competências de comunicação no âmbito da supervisão.

b. desenvolver onze comportamentos favoráveis dos supervisores.

O PI participou com o PHNSS nestas dramatizações. Após as sessões de formação, foram informados da reavaliação da interação supervisor-supervisado dentro de 6 meses.

5. Apresentação de um vídeo para demonstrar onze práticas favoráveis de um bom supervisor e competências de comunicação conexas num contexto de trabalho real.

6. Introdução do instrumento de autoavaliação (**Anexo XXIV**)
Este processo foi apresentado aos PHNSS como forma de monitorizar os seus progressos no processo de se tornarem melhores supervisores. No final de cada mês, o IP recolhia os formatos de autoavaliação dos supervisores, analisava os progressos e dava feedback nas conferências mensais dos gabinetes MOOH de forma aleatória. O IP fez todas as tentativas para resolver qualquer problema entre os supervisores relativamente à intervenção. A intervenção foi efectuada continuamente pelos supervisores após a implementação do programa de formação.

7. Avaliação do seminário através de um formulário de avaliação (**Anexo XXV11**) no final do seminário.

Acompanhamento da intervenção
A monitorização contínua das novas intervenções foi efectuada pelos próprios supervisores, utilizando a ferramenta de autoavaliação (**Anexo XXIV**) desenvolvida pelo PI. Os supervisores foram aconselhados a preencher pelo menos duas práticas de supervisão de um total de onze práticas no final de cada sessão de supervisão. Foi tomado um cuidado especial para não obstruir nenhuma das actividades de rotina dos supervisores durante o período de intervenção.

8. **2.4 Componente 1v-Avaliação da eficácia da intervenção** A avaliação foi efectuada em duas fases.

1. A avaliação da intervenção na melhoria dos conhecimentos, atitudes e competências auto-percebidas foi efectuada utilizando o mesmo questionário entre os PHNSS, à semelhança da fase pré-intervenção. A avaliação pós-intervenção dos CAP dos PHNSS foi realizada 6 meses após a intervenção, na área de intervenção (AI) e na área de controlo (AC), utilizando o mesmo SAQ. O questionário foi administrado no dia das conferências mensais dos gabinetes RDHS e recolhido imediatamente após a sua conclusão no mesmo dia.
A avaliação da intervenção na melhoria da qualidade da interação entre supervisores e supervisandos foi feita utilizando a mesma metodologia descrita na Fase 1 pela mesma equipa de investigação, 6 meses após a intervenção.

2. Avaliação da eficácia das atitudes dos PHMM em relação à supervisão O mesmo SAQ foi utilizado para avaliar as atitudes dos PHMM em relação à supervisão, 6 meses após a intervenção, tanto nas zonas de intervenção como nas zonas de controlo. Para o efeito, cada RDHS dos distritos de Kalutara e Gampaha autorizou a realização de uma conferência mensal especial.
A eficácia da intervenção foi feita utilizando os dados pré-intervenção e pós-intervenção sobre conhecimentos, atitudes (tanto PHNSS como PHMM) e percepções próprias, bem como a qualidade da interação supervisor-supervisado dos grupos de estudo e de controlo, de acordo com as etapas seguintes.

1. Comparação pré-intervenção entre IA e CA.
2. Comparação pós-intervenção entre IA e CA.
3. Comparação pré e pós-intervenção na AI.
4. Comparação pré e pós-intervenção em CA.

Neste estudo, as pontuações de conhecimentos, as pontuações de atitudes e as pontuações de competências auto-percebidas não se distribuíram normalmente. Por conseguinte, foram utilizados testes não paramétricos para avaliar a importância da intervenção entre a AI e a AC.
Para amostras não emparelhadas, foi aplicado o teste U de Mann Whitney (na comparação de IA e CA no pré e pós-intervenção), enquanto o teste Wilcoxan Signed Rank foi aplicado para amostras emparelhadas (na comparação de IA no pré e pós-intervenção e CA no pré e pós-intervenção).

Método de recolha de dados.
Foi obtida a aprovação do PDHS/província ocidental e do DPDHS/Kalutara e Gampaha. Os supervisores foram brevemente orientados na conferência mensal sobre os métodos de recolha de dados, a fim de obter a sua máxima cooperação e assistência. Os colectores de dados formados não foram afectados às mesmas áreas que tinham trabalhado anteriormente antes da reforma, a fim de evitar possíveis enviesamentos.

Período de estudo
O período de estudo foi de seis meses, de 04.02.2011 a 04.09. 2011.

Qualidade dos dados
Para garantir a boa qualidade dos dados, foram tomadas as seguintes medidas.

1. Os questionários foram traduzidos para cingalês, a língua comum utilizada pelos inquiridos. Em seguida, foram retraduzidos para inglês por uma segunda pessoa e verificados com o questionário original em inglês.
2. Foi realizada uma sessão de formação pormenorizada e bem planeada antes da recolha de dados

visando os colectores de dados.

3. Os colectores de dados foram convocados para uma reunião uma vez em cada dez dias, durante o período de recolha de dados, das actividades de campo para averiguar os constrangimentos e as dificuldades.

4. A supervisão das actividades de campo foi regularmente monitorizada pelo Investigador Principal. Os formulários de inquérito foram verificados aleatoriamente pelo Investigador Principal para garantir a exaustividade e a fiabilidade dos dados.

Capítulo 5
5 Resultados

Os resultados da avaliação do sistema de supervisão da saúde materno-infantil e a eficácia da intervenção educativa entre os PHNSS sobre a supervisão nos distritos de Kalutara são apresentados em seguida. A Parte I do estudo avaliou a cobertura e os factores relacionados com a supervisão e a Parte II determinou a eficácia da intervenção na supervisão.

5.1 Parte 1

5.1.1 Cobertura do controlo

5.1.2 Avaliação das necessidades/opiniões dos supervisores sobre os relatórios de supervisão e a qualidade da interação supervisor-supervisado.

5.1.3 Descreveu os conhecimentos, as atitudes e as competências auto-percebidas dos supervisores em matéria de supervisão

5.1.4 Avaliação das atitudes dos supervisores

5.2 Parte 11

A Parte II consiste na avaliação da eficácia da intervenção educativa entre os PHNSS sobre supervisão.

5.1 Parte 1

5.1.1 Cobertura do controlo

5.1.1.1 A distribuição dos supervisores de MCH/FP no distrito de Kalutara por factores sócio-demográficos e relacionados com os serviços é apresentada no Quadro 5.

Quadro 5 - Distribuição dos supervisores de saúde materno-infantil do distrito de Kalutara por factores sócio-demográficos e relacionados com os serviços

Variável	Frequência(N =54)	%
Idade em anos <45 50%		27
>45 50%		27
Idade média+DP	45,0±10,8 anos	
Etnia Cingaleses 100 %		54

Religião Budista 100%		54
Nível de educação Sem aprovação no GCE(A/L) 35,3%		19
Aprovado no GCE(A/L) 64.7%		35
Estado civil		**Estado civil**
Solteiros 3,3%	0 2	Solteiros 3,3%
Casado 96,3%	52	Casado 96,3%
Serviço como supervisor		**Serviço como supervisor**
< 10 anos 8.8%	05	< 10 anos 8.8%
>10 anos 91.2%	49	>10 anos 91.2%

Média±SD	10.0±8.4	Média±SD
N.º Sessões de formação		N.º Sessões de formação
>2	26	>2
48.2%		48.2%
< 2	28	< 2
51.8%		51.8%

Todos os supervisores eram cingaleses, budistas e a idade média dos supervisores era de 45 anos (DP=10,8). (Sessenta e quatro por cento (64,7%; n=22) passaram no GCE (A/L) pela primeira vez, enquanto (96,3%; n=52) dos supervisores eram casados. A maioria dos supervisores (91,2%; n=49) tinha mais de 10 anos de serviço como supervisores.

5.1.1.2Cobertura das supervisões por mês efectuadas por todas as categorias de supervisores de SMI no distrito de Kalutara no ano de 2009

A cobertura das supervisões efectuadas por todas as categorias de supervisores de SMI no distrito de Kalutara no ano de 2009 é apresentada no Quadro 6. Como mencionado na metodologia 4.1.1a, a supervisão efectiva foi definida como o número de notas de supervisão disponíveis no momento da observação pelo investigador, no gabinete do Ministério da Saúde e no gabinete do RDHS

Quadro 6 - Cobertura das supervisões por mês efectuadas por todas as categorias de supervisores de SMI no distrito de Kalutara no ano de 2009 (n=54)

Mês	Cobertura do controlo	
	Cobertura declarada*	Atual cobertura*

	Não.	%	Não.	%
janeiro	93	**30.5**	18	**5.9**
fevereiro	132	**43.3**	29	**9.5**
março	136	**44.6**	12	**3.9**
abril	122	**40.0**	12	**3.9**
maio	138	**45.2**	17	**5.6**
junho	130	**42.6**	19	**6.2**
julho	121	**39.7**	13	**4.3**
agosto	129	**42.3**	31	**10.2**
setembro	140	**45.9**	17	**5.6**
outubro	142	**46.6**	23	**7.5**
novembro	106	**34.9**	09	**2.9**
dezembro	112	**36.9**	10	**3.3**
Total	1510	**41.2**	210	**5.7**

Teste estatístico; Wilcoxan signed rank test- z= 4,42 p <0,001

*Denominador da percentagem de cobertura da supervisão mensal para todos os serviços de SMI/PF

pessoal = N.º de MOOH/AMOOH (25) x supervisões previstas para

mês por MOOH/AMOOH(5) + N.º de PHNSS(24) x supervisões previstas por mês por PHNSS(6) + N.º de SPHM(1) x supervisões previstas por mês(10)+ N.º de RDHS/DRDHS(2) x supervisões previstas por mês(5)+ N. de MOMCH(1) x supervisões previstas por mês por MOMCH(8)+ N.º de RSPHNO(1) x supervisões previstas por mês por RSPHNO(8)= Total de supervisões previstas por mês; 305(denominador da percentagem de cobertura)

*Denominador da percentagem de cobertura anual de supervisão = supervisões previstas por mês por todo o pessoal de saúde materna e infantil (305) x12= 3660

De acordo com o quadro 6, a cobertura comunicada (41,2%) é claramente superior à cobertura efectiva (5,7%) da supervisão prevista.

5.1.1.3 Cobertura das supervisões do pessoal de supervisão do gabinete MOOH

A cobertura das supervisões efectuadas pelo pessoal de supervisão do Gabinete MOOH por mês é apresentada no quadro 7.

Quadro 7 - Cobertura das supervisões do pessoal de supervisão do gabinete MOOH por mês no distrito de Kalutara no ano de 2009

Mês	Cobertura do controlo			
	Cobertura declarada*		Cobertura efectiva*	
	Não.	%	Não.	%
janeiro	84	**30.2**	13	**4.7**

fevereiro	119	**42.8**	22	**7.9**
março	116	**41.8**	07	**2.5**
abril	104	**37.4**	05	**1.8**
maio	118	**42.5**	10	**3.6**
junho	111	**39.9**	12	**4.3**
julho	101	**36.4**	08	**2.9**
agosto	110	**39.6**	26	**9.4**
setembro	116	**41.8**	12	**4.3**
outubro	118	**42.5**	16	**5.8**
novembro	96	**34.6**	05	**1.8**
dezembro	99	**35.6**	05	**1.8**
Total	1292	**38.6**	141	**4.2**

Teste estatístico; Wilcoxan signed rank test- $z= 4,52$ p $<0,001$

***Denominador da percentagem de cobertura de supervisão mensal para todo o pessoal de SMI/PF dos gabinetes do MS(279) = N.º de MOOH/AMOOH (25)x supervisões previstas para o mês por MOOH/AMOOH(5) + N.º de PHNSS(24)**

x supervisões previstas por mês por PHNSS(6) + N.º de SPHM(1) x supervisões previstas por mês(10)

***Denominador da percentagem de cobertura anual de supervisão = supervisões previstas por mês por todo o pessoal de SMI/PF dos gabinetes do MS (279) x12= 3348**

Cobertura das supervisões pelo PHNSS do distrito de Kalutara (n=24)

O estudo recolheu dados sobre as supervisões de 24 PHNS no distrito de Kalutara, que são apresentados no quadro 8.

Quadro 8- Cobertura das supervisões por mês realizadas pelo PHNSS de Zona RDHS de Kalutara no ano de 2009

Mês	Cobertura do controlo			
	Cobertura comunicada*		Atual cobertura*	
	Não.	%	Não.	%
janeiro	54	37.3	08	**5.5**
fevereiro	95	65.6	18	**12.4**
março	80	55.2	01	**0.7**
abril	77	53.1	05	**3.5**
maio	98	67.6	09	**6.2**

junho	92	63.5	03	2.1
julho	80	55.2	08	5.5
agosto	93	64.2	25	17.3
setembro	98	67.6	09	6.2
outubro	99	68.3	16	11.1
novembro	80	55.2	05	3.5
dezembro	81	55.9	05	3.5
Total	1027	56.6	112	6.3

Teste estatístico; Wilcoxan signed rank test- z= 4,66 p <0,001

***Denominador da percentagem de cobertura de supervisão anual = supervisões previstas por mês por todos os PHNSS dos serviços do Ministério da Saúde (144) *12= 1728**

De acordo com o quadro 8, a cobertura da supervisão comunicada pelo PHNSS do distrito de Kalutara no ano de 2009 foi de 56,6%, tal como indicado no formulário C. A cobertura comunicada variou entre 22,5% e 41,3%. A cobertura efectiva da supervisão só atingiu 6,3% no ano de 2009. O intervalo da cobertura efectiva foi de 0,4% a 10,4%.

Cobertura das supervisões efectuadas pelos SPHM na área do RDHS de Kalutara no ano de 2009 (n=1)
Apenas um SPHM estava disponível para este estudo no distrito de Kalutara.

*Denominador da percentagem de cobertura de supervisão mensal para todos os PHNSS(144) = N.º de PHNSS(24) x supervisões previstas para o mês por PHNSS(6)

Quadro 9-Cobertura das supervisões por mês efectuadas pelos SPHM de Zona de RDHS de Kalutara em 2009

Mês	Cobertura do controlo			
	Supervisões comunicadas*		Supervisões efectivas*	
	Não.	%	Não.	%
janeiro	02	20.0	00	00
fevereiro	03	30.0	01	10.0
março	04	40.0	00	00
abril	03	30.0	00	00
maio	02	20.0	00	00
junho	04	40.0	00	00
julho	03	30.0	00	00
agosto	03	30.0	01	10.0
setembro	04	40.0	03	30.0
outubro	03	30.0	00	00

novembro	03	30.0	00	00
dezembro	02	20.0	00	00
Total	36	30.0	05	4.1

Teste estatístico; Wilcoxan signed rank test- z= 4,20 p <0,001
***Denominador da percentagem de cobertura de supervisão mensal para todos os SPHM(10) = N.º de SPHM(1) x supervisões esperadas por mês por SPHM(10) *Denominador da percentagem de cobertura de supervisão anual = supervisões esperadas por mês por todos os SPHM dos gabinetes do Ministério da Saúde(10) x12= 120**

De acordo com o Quadro 9, a cobertura de supervisão relatada pelo único SPHM do distrito de Kalutara no ano de 2009 foi de 30%, conforme relatado nos Formatos C. A cobertura global de supervisão efectiva só atingiu 4,1% no ano de 2009. O intervalo da cobertura registada foi de 20% a 30%. O intervalo da cobertura efectiva foi de 0% a 30%.

Cobertura das supervisões efectuadas pelo MOOH/AMOOH do distrito de Kalutara (n=25)
Havia 10 MOOH e 15 AMOOH no distrito de Kalutara.
Quadro 10 - Cobertura das supervisões por mês efectuadas por MOOH/AMOOH do distrito de Kalutara em 2009

Mês	Cobertura de supervisões			
	Supervisões comunicadas*		Supervisões efectivas*	
	MOOH Não. %	AMOOH Não. %	MOOH Não. %	AMOOH Não. %
janeiro	20 40	08 10.4	03 06	02 2.6
fevereiro	15 30	06 7.8	02 04	01 1.3
março	20 40	12 15.6	03 06	03 3.9
abril	12 24	12 15.6	00 00	00 00
maio	12 24	06 7.8	01 02	00 00

Mês				
junho	08	07	06	03
	16	9.1	12	3.9
julho	09	09	00	00
	18	11.7	00	00
agosto	10	04	00	00
	20	5.2	00	00
setembro	11	03	00	00
	22	3.9	00	00
outubro	09	07	00	00
	18	9.1	00	00
novembro	10	03	00	00
	20	3.9	00	00
dezembro	12	04	00	00
	24	5.2	00	00
Total	148	81	15	09
	24.7	9.0	1.7	1.0

Teste estatístico; Wilcoxan signed rank test- z= 4,56 p <0,001
***Denominador da percentagem de cobertura de supervisão mensal para todos os MOOH(50) = N.º**
de MOOH(10) x supervisões mensais previstas por MOH(5) *Denominador da percentagem de
cobertura de supervisão anual = supervisões mensais previstas por todos os MOOH dos gabinetes
dos MOH(50) x12= 600
***Denominador da percentagem de cobertura de supervisão mensal para todos os AMOOH(75) =**
N.º de AMOOH(15) x supervisões previstas para o mês por AMOH(5)
***Denominador da percentagem de cobertura anual de supervisão = supervisões previstas por mês**
por todos os AMOOH dos serviços do Ministério da Saúde (75) *12= 900

De acordo com o Quadro 10, a cobertura global de supervisão por MOOH/AMOOH do distrito de Kalutara no ano de 2009 foi de 24,7% e 9,0%, respetivamente, tal como indicado nos Formulários C. A cobertura global de supervisão efectiva apenas atingiu 1,7% e 1,0%, respetivamente, para MOOH e AMOOH no ano de 2009.

5.1.1.4 Cobertura das supervisões pelo pessoal de supervisão do gabinete RDHS

Para o gabinete RDHS, a cobertura reportada foi de 69,9% e a cobertura efectiva foi de 22,0% (Quadro 11)

Quadro 11- Cobertura das supervisões pelo pessoal de supervisão do gabinete RDHS por mês

Mês	Cobertura do controlo

	Cobertura comunicada†		Atual cobertura*	
	Não.	%	Não.	%
janeiro	09	34.6	05	79.2
fevereiro	22	84.6	07	23.1
março	20	76.9	05	19.2
abril	18	69.2	07	23.1
maio	20	76.9	07	23.1
junho	19	73.1	07	23.1
julho	20	76.9	05	19.2
agosto	19	73.1	05	19.2
setembro	24	92.3	05	19.2
outubro	24	92.3	07	23.1
novembro	10	38.0	04	15.2
dezembro	13	49.4	05	19.0
Total	218	69.9	69	22.0

Teste estatístico; Wilcoxan signed rank test- z= 4,33 p <0,001

    supervisões previstas por mês por RSPHNO(8)= Total de supervisões previstas por mês =26
    *Denominador da cobertura anual de supervisão % = prevista
    supervisões por mês por todo o pessoal da SMI/PF(26) *12= 312

*Denominador da percentagem de cobertura de supervisão mensal para todo o pessoal de SMI/PF do gabinete RDHS= N.º de RDHS/DRDHS(2) x supervisões previstas por mês(5)+ N.º de MOMCH(1) x supervisões previstas por mês por MOMCH(8)+ N.º de RSPHNO(1) x

Cobertura das supervisões pelo RDHS/DRDHS do distrito de Kalutara Quadro 12-Cobertura das supervisões por mês efectuadas pelo RDHS/DRDHS do distrito de Kalutara em 2009 (n=2)

Mês	Cobertura do controlo

	Supervisões comunicadas*		Supervisões efectivas*	
	RDHS Não. %	D.RDHS Não. %	RDHS Não. %	D.RDHS Não. %
janeiro y	00 00	00 00	01 20	00 00
fevereiro ry	05 100	05 100	00 00	00 00
março	05	05	00	00
	100	100	00	00
abril	02	08	00	00
	40	160	00	00
maio	05	05	00	00
	100	100	00	00
junho	06	04	00	00
	120	80	00	00
julho	02	08	00	00
	40	160	00	00
agosto	06	04	00	00
	120	80	00	00
setembro	05	05	00	00
ber	100	100	00	00
Polvo	09	02	00	00

r	180	40	00	00
novembro	00	00	00	00
ber	00	00	00	00
dezembro	00	00	00	00
er	00	00	00	00
Total	45	46	01	00
	75	76.7	1.7	00

Teste estatístico; Wilcoxan signed rank test- z= 3,20 p <0,001(RDHS); z= 3,27 p <0,001(DRDHS)
***Denominador da percentagem de cobertura de supervisão mensal para RDHS = N.º de RDHS(1) x supervisões previstas por mês(5)= Total de supervisões previstas por mês =5**
***Denominador da cobertura anual de supervisão % = supervisões previstas por mês pelo RDHS(5) *12= 60**
***Denominador da percentagem de cobertura de supervisão mensal para os DRDHS = N.º de DRDHS(1) * supervisões previstas por mês(5)= Total de supervisões previstas por mês =5**
***Denominador da cobertura anual de supervisão % = supervisões previstas por mês pelo DRDHS(5) *12= 60**

O RDHS comunicou uma cobertura de supervisão de 75,0% e uma cobertura de supervisão efectiva de 1,7% (Quadro 12). O DRDHS comunicou uma cobertura de supervisão de 76,7% e uma cobertura de supervisão efectiva de 00%.

Cobertura das supervisões efectuadas pela RSPHNO do distrito de Kalutara
Quadro 13 - Cobertura das supervisões por mês efectuadas pela RSPHNO do distrito de Kalutara em 2009 (n=1)

Mês	Cobertura do controlo			
	Supervisões comunicadas*		Supervisões efectivas*	
	Numb er	%	Numb er	%
janeiro	04	50.0	01	12.5
fevereiro	05	62.5	02	25.0
março	04	50.0	01	12.5
abril	03	37.5	02	25.0
maio	04	50.0	02	25.0
junho	04	50.0	01	12.5

julho	03	37.5	00	00
agosto	04	50.0	01	12.5
setembro	08	100.0	01	12.5
outubro	07	87.5	02	25.0
novembro	04	50.0	01	12.5
dezembro	06	75.0	01	12.5
Total	56	58.4	15	15.6

Teste estatístico; Wilcoxan signed rank test- z= 4,23 p <0,001
   ***Denominador da percentagem de cobertura de supervisão mensal para o RSPHNO = N.º de RSPHNO(1) x supervisões previstas por mês(8)= Total de supervisões previstas por mês =8**
   ***Denominador da percentagem de cobertura de supervisão anual = supervisões previstas por mês pelo RSPHNO(8) x12= 96**
A cobertura global comunicada do RSPHNO foi de 58,4% e a cobertura efectiva foi de 15,6%. O intervalo da cobertura comunicada foi de 37,5% a 100%. O intervalo da cobertura efectiva foi de 0% a 25% (Quadro 13).
Cobertura das supervisões efectuadas pelo MOMCH do distrito de Kalutara
Apenas um MOMCH estava disponível para este estudo.
Quadro 14- Cobertura das supervisões por mês efectuadas pelo MOMCH do distrito de Kalutara em 2009 (n=1)

| Mês | Cobertura do controlo | | | |
| | Cobertura declarada* | | Cobertura efectiva* | |
	Numb er	%	Numb er	%
janeiro	05	62.5	03	37.5
fevereiro	07	87.5	05	62.5
março	06	75.0	04	50.0
abril	05	62.5	05	62.5
maio	06	75.0	05	62.5
junho	05	62.5	06	75.0
julho	07	87.5	05	62.5
agosto	05	62.5	04	50.0

setembro	06	**75.0**	04	**50.0**
outubro	06	**75.0**	05	**62.5**
novembro	06	**75.0**	03	**37.5**
dezembro	07	**87.5**	04	**50.0**
Total	71	**78.1**	53	**55.2**

Teste estatístico; Wilcoxan signed rank test- z= 4,56 p <0,001

***Denominador da percentagem de cobertura de supervisão mensal para MOMCH = N.º de MOMCH(1) x supervisões previstas por mês(8)= Total de supervisões previstas por mês =8**

***Denominador da cobertura anual de supervisão % = supervisões previstas por mês pela MOMCH(8) x12= 96**

A cobertura global comunicada da MOMCH foi de 78,1% e a cobertura efectiva foi de 55,2%.

5.1.1.5 Comparação da cobertura de supervisão comunicada e efectiva pelas várias categorias de supervisores da SMI em 2009

Note-se que, em todas as categorias de supervisores, foi observada uma diferença estatisticamente significativa entre a cobertura de supervisão comunicada e a cobertura de supervisão efectiva (Quadro 15).

Quadro 15-Comparação da cobertura de supervisão comunicada e efectiva pelas várias categorias de supervisores da SMI em 2009

Categoria do pessoal	Cobertura declarada %	Atual Cobertura %	Significado*
Pessoal do gabinete do Ministério da Saúde	38.6	4.2	z= 4,56 p< 0.001
MOOH/AMOOH	38.2	4.0	z= 4,56 p< 0.001
PHNSS	35.7	6.7	z= 4,66 p< 0.001
SPHM	30.0	4.1	z= 4,20 p< 0.001
Pessoal do escritório da RDHS	69.9	22.1	z= 4,75 p< 0.001
RDHS	81.7	75	z= 3,20 p< 0.001
Dep.RDHS	91.7	73.3	z= 3,27 p< 0.001

MOMCH	75.0	55.2	z= 4,56 p< 0.001
RSPHNO	58.4	15.6	z= 4,23 p< 0.001
Total (N)	41.2	5.7	z= 4,24 p< 0.001

***O teste estatístico utilizado foi o teste Wilcoxan Signed Rank.**

5.1.1.6 Cobertura da supervisão dos supervisados (PHMM) pelos agentes de supervisão do distrito de Kalutara no ano de 2009

A maioria das PHMM (35,1%) não foi objeto de qualquer tipo de supervisão no ano de 2009. Apenas uma (01) supervisão foi efectuada em 69 PHMM (23,2%). Duas (02) supervisões foram efectuadas em 57 PHMM (19,2%). Foram efectuadas três supervisões a 47 PHMM (15,8%). O menor número de PHMM (6,7%) foi objeto de mais de 03 supervisões durante o ano de 2009 (Quadro 16).

Quadro 16 - Cobertura das supervisões do PHMM

Frequência de supervisão no ano de 2009	Não.	Cobertura do PHMM %
00	95	35.1
01	69	23.2
02	57	19.2
03	47	15.8
>3 (até 5)	20	6.7
Total	288	100.0

Foram examinadas as caraterísticas geográficas e a cobertura dos supervisores.

5.1.1.7 Associações entre variáveis sócio-demográficas e relacionadas com os serviços selecionadas e a cobertura da supervisão

As associações entre as seguintes variáveis e a cobertura de supervisão foram examinadas na secção seguinte (Quadro 17 a Quadro 24). Idade dos supervisores, nível de instrução, tempo de serviço, conhecimentos, número de sessões de formação, local de residência, actividades não relacionadas com a supervisão, atenção adequada por parte de funcionários superiores. A cobertura da supervisão é classificada em mais do que o previsto e menos do que o previsto, o que é definido na metodologia.

Tabela 17- Associação entre a idade dos supervisores e a cobertura da supervisão

Variável	Cobertura**				Total	
	Mais do que o previsto		Menos do que o previsto			
Idade/anos	Não	%	Não	%	Não	%

> 45	11	40.7	16	59.3	27	100.0
< 45	04	14.8	23	85.2	27	100.0
Total	**15**	**27.7**	**39**	**72.3**	**54**	**100.0**

X2 =4,52 OR=0,25 IC 95%=0,07-0,94 p = 0,03

** Ver metodologia 4.1.1.a para a definição de cobertura de supervisão

*O ponto de corte para a idade (45 anos) foi adotado por ser a idade média dos supervisores de MCH/FP (Quadro 5).

Verificou-se uma diferença estatisticamente significativa entre a proporção de supervisores com cobertura superior à esperada entre aqueles cuja idade era > 45 anos e inferior a 45 anos. **Quando a idade é igual ou superior a 45 anos, a cobertura de supervisão é inferior à esperada.**

Tabela 18- Associação entre o nível de escolaridade dos supervisores e a cobertura da supervisão

Variável		Cobertura			Total	
Educação nível	mais esperado	do que	esperado	Lessthan Não		
	Não	%		Não%	%	
>A/L	9	34.6	1765	.4	26 100.0	
<A/L	6	21.4	2288	.6	28	100.0
Total	**15**	**27.7**	**3972**	**.3**	**54 100.0**	

%² =1,17 OR=0,52 IC 95%=0,15-1,73 p = 0,28

Não se registou uma diferença estatisticamente significativa entre a proporção de supervisores com uma cobertura superior à esperada entre os que tinham um nível de escolaridade superior a A/L e inferior a A/L.

Quadro 19- Associação entre o tempo de serviço dos supervisores e a cobertura da supervisão

Variável		Cobertura			Total	
Duração do serviço/anos	Mais do que o previsto		Menos do que o previsto		Não	%
	Não	%	Não	%		
> 10	8	36.3	14	63.7	22	100.0
<10	7	22.2	25	77.8	32	100.0
Total	**15**	**27.7**	**39**	**72.3**	**54**	**100.0**

%² = 1,36 OR=0,49 IC 95%=0,15-1,64 p = 0,24

*O ponto de corte para a duração do serviço foi considerado como 10 anos, uma vez que a maioria dos

supervisores tinha mais de 10 anos de serviço (Quadro 5).

Não se registou uma diferença estatisticamente significativa entre a proporção de supervisores com uma cobertura superior à prevista entre aqueles cuja duração de serviço é superior a 10 anos e inferior a 10 anos.

Variável	Cobertura				Total	
Conhecimento	Mais do que o previsto		Menos do que o previsto			
	Não	%	Não	%	Não	%
Não adequado	10	41.7	14	58.3	24	100.0
Adequado	5	16.7	25	83.3	30	100.0
Total	15	27.7	39	72.3	54	100.0

X2 =4,15 OR=0,28 IC 95%=0,08-0,98 p = 0,04

***O ponto de corte para o conhecimento (conhecimento adequado) foi considerado como 50% da pontuação obtida no SAQ dado para avaliar o conhecimento.**

Houve uma diferença estatisticamente significativa entre a proporção de supervisores com cobertura acima do esperado entre os que tinham conhecimento adequado e os que não tinham conhecimento adequado. **Quando o conhecimento dos supervisores não é adequado, a cobertura da supervisão é baixa.**

Tabela 21- Associação entre o número de acções de formação e a cobertura da supervisão

Variável	Cobertura				Total	
N.º de sessões de formação em 2009	Mais do que o previsto		Menos do que o previsto			
	Não	%	Não	%	Não	%
<2	11	42.3	15	57.7	26	100.0
> 2*	04	14.3	24	85.7	28	100.0
Total	15	27.7	39	72.3	54	100.0

rf =5,28 OR=0,23 IC 95%=0,06-0,85 p =0,02

***O ponto de corte foi considerado 2, porque foi o número médio de sessões de formação no ano de 2009 (Tabela 5).**

Verificou-se uma diferença estatisticamente significativa entre a proporção de supervisores com cobertura superior à esperada entre os que tiveram > 2 sessões de formação e os que tiveram < 2 sessões de formação. **Quando o n.º de acções de formação no ano de 2009 é <2, a cobertura de supervisão é baixa.**

Tabela 22- Associação entre o local de residência e a cobertura da supervisão

Variável	Cobertura				Total	
Local de residência	Mais do que o previsto		Menos do que o previsto			
	Não	%	Não	%	Não	%
Fora da área do Ministério da Saúde	9	24.3	11	64.7	20	100.0
Dentro da área de MOH	6	35.3	28	75.7	34	100.0
Total	15	27.7	39	72.3	54	100.0

%2 = 4,7 OR= 0,26 95% CI= 0,08- 0,91) p= 0,03

Verificou-se uma diferença estatisticamente significativa entre a proporção de supervisores com uma cobertura superior à esperada entre aqueles cujo local de residência se situa dentro da área do Ministério da

Saúde e aqueles cujo local de residência se situa fora da área do Ministério da Saúde. **Quando o local de residência se situa fora da área do MS, a cobertura da supervisão é baixa.**

Quadro 23 - Associação entre actividades não relacionadas com a supervisão e cobertura da supervisão

Variável		Cobertura				Total	
Não	**de controlo**	**Mais**	**do que**	**Menos do que o previsto**			
actividades	*	**esperado**		**Não**	**%**		
		Não	**%**			**Não**	**%**
Sim		12	48.0	16	78.6	28	100.0
Não		3	21.4	23	52.05	26	100.0
Total		15	27.7	39	72.3	54	100.0

$$\%^2 = 6{,}59 \ OR=0{,}17 \ IC \ 95\%=0{,}04\text{-}0{,}72 \ p =0{,}01$$

*Ver **metodologia (4.1.1.a) para a definição.**

Verificou-se uma diferença estatisticamente significativa entre a proporção de supervisores com cobertura superior à esperada entre os que não tinham actividades de não supervisão e os que tinham actividades de não supervisão. **Quando não há actividades de supervisão, a cobertura da supervisão é baixa.**

Quadro 24-Associação entre a atenção adequada dos funcionários superiores e a cobertura da supervisão

Variável	Cobertura		Total Não %
Atenção adequada por parte dos oficiais superiores*	**Mais esperado** **Não%**	**Lessthan esperado** **Não** **%**	
Não	1043 .5	1356 .5	23100 .0
Sim	516.1	2683 .9	31100 .0
Total	**1527 .7**	**3972 .3**	**54100 .0**

$$\%^2 =4{,}92 \ OR=0{,}25 \ IC \ 95\%=0{,}07\text{-}0{,}88 \ p =0{,}03$$

*Referir a **metodologia (4.1.1.a) para a definição.**

Verificou-se uma diferença estatisticamente significativa entre a proporção de supervisores com uma cobertura superior à esperada entre os que tiveram uma atenção adequada por parte dos funcionários superiores e os que não tiveram. **Quando não há atenção adequada por parte dos oficiais superiores, a cobertura da supervisão é baixa.**

De acordo com os quadros supra (quadros 17 a 24), só foram encontradas associações estatisticamente significativas entre a cobertura da supervisão e a idade dos supervisores, os conhecimentos dos supervisores, o número de sessões de formação, o local de residência, as actividades não relacionadas com a supervisão e o apoio de funcionários superiores (análise bivariada).

Total de eventos de supervisão em relação ao tempo total de serviço

De acordo com a Tabela 25, considerando todas as categorias de supervisão, apenas 1,5% do tempo total de serviço foi dedicado à supervisão. O MOMCH tem a percentagem mais elevada de tempo de supervisão em relação ao tempo total de serviço entre todas as categorias de supervisão (20,0%). Seguem-se o RSPHNO e o SPHM com as percentagens mais elevadas, respetivamente (5,7 e 1,9%, respetivamente). A percentagem mais baixa é registada pela DRDHS (00%) (Quadro 25). Os SPHM, cuja única função é a supervisão, tiveram apenas 1,9% de tempo de supervisão em relação ao tempo total de serviço.

Quadro 25 Total de eventos de supervisão em relação ao tempo total de serviço

Categoria do supervisor	Direitos totais tempo* em dias em 2009	Total de eventos de controlo em 2009	% de eventos de controlo em relação a tempo de serviço total
RDHS*(n=1)	265	01	0.4
DRDHS*(n=1)	265	00	00
MOMCH(n=1)	265	53	20.0
RSPHNO(n=1)	265	15	5.7
MOOH(n=10)	2650(265x 10)	15	0.6
AMOOH(n=15)	3975(265 x 15)	09	0.2
PHNS(n=24)	6360 (265 x 24)	112	1.7
SPHM(n=1)	265	05	1.9
Total	14 310	210	1.5

Quadro 26 - Comparação da percentagem do tempo de ensino dedicado à supervisão em relação ao tempo total de ensino (duração do curso) entre as várias categorias de supervisores de MCH/FP

Categoria do supervisor	Tempo de supervisão em dias/sessões	Ensino total tempo (duração do curso)	%de tempo de ensino em supervisão em relação ao tempo total de ensino (tempo de curso)
MOMCH	17 sessões	240 sessões	7.1
MOOH	17 sessões	240 sessões	7.1
AMOOH	17 sessões	240 sessões	7.1
PHNS	40 sessões	1152 sessões	3.5
SPHM	09 dias	90 dias	10
Total	*****	*******	*******

*** Os dias de férias de cada funcionário não foram considerados para efeitos de cálculo**

Considerando todas as categorias de supervisão na Tabela 26, o curso de SPHM dedicou a maior percentagem de tempo letivo à supervisão em relação ao tempo letivo total (10%). De seguida, o curso de

MOOH/AMOOH/MOMCH apresenta a percentagem mais elevada (7,1%). A percentagem mais baixa é a do curso de PHNS (3,5%)

5.1.2 Avaliar as necessidades/opiniões dos supervisores de MCH/FP sobre os relatórios de supervisão e a qualidade da interação supervisor-supervisado

5.1.2.1   Avaliar as necessidades dos supervisores e as suas opiniões sobre os relatórios de supervisão

5.1.2.1.1   Análise das discussões dos grupos de trabalho

O conceito relacionado com a "Teoria Fundamentada", com as modificações necessárias, foi utilizado na análise das discussões dos grupos de centragem. Na análise, os dados primários consistiram em transcrições de cassetes de áudio e notas escritas. Dois peritos desenvolveram categorias de codificação de forma independente, indexando e ordenando os dados primários e identificando temas e categorias dominantes. Em seguida, reuniram-se e chegaram a um consenso sobre esses temas e categorias. Finalmente, os resultados foram apresentados sob a forma de uma narrativa. Sempre que pertinente, foram utilizadas citações diretas dos participantes.

A discussão dos grupos de centragem foi realizada entre os funcionários relevantes envolvidos na supervisão da SMI/PF na área de prática de campo do SNIS, nomeadamente

MOHH/AMOOH, PHNSS, juntamente com os SPHM e os responsáveis pela supervisão do gabinete RDHS. Os objectivos da realização das discussões dos grupos de centragem foram os seguintes

1. Explorar as percepções relacionadas com as necessidades de formação dos supervisores da SMI.
2. Explorar as percepções relacionadas com outras necessidades de serviços
3. Identificar sugestões para satisfazer as necessidades acima referidas.
4. Identificar os pontos de vista sobre as notas de controlo
5. Conceber um questionário de avaliação das necessidades dos supervisores e das opiniões sobre as notas de supervisão

A análise foi efectuada em função de quatro temas.

Tema 1: Importância da identificação das necessidades de formação em matéria de supervisão

1. Identificar a existência de necessidades de formação para os supervisores.
   1) Elaborar relatórios de controlo.
   2. Melhorar as competências de comunicação e de interação com os supervisados.
   3. Melhorar os conhecimentos e atitudes relacionados com a supervisão.

Tema 2: Importância da identificação de outras necessidades de serviços

1. Identificação da existência de necessidades de serviços.
2. Compreender as razões das necessidades de serviço dos supervisores.

Tema 3: Sugestões para satisfazer as necessidades acima referidas

1   Aumentar a sensibilização dos supervisores para a necessidade de uma supervisão adequada.
2   Sugestões para satisfazer as necessidades de formação.
3   Sugestões para satisfazer outras necessidades de serviço.

Tema 4: Opiniões sobre as notas de controlo

1. Identificar diferentes pontos de vista sobre as notas de controlo

Discussão em grupo focalizado/FGD

Todos os supervisores, num total de oito (8), participaram na discussão em grupo.

Tema 01: Importância da identificação das necessidades de formação para a supervisão

1. Identificar a existência de necessidades de formação em matéria de supervisão

Todos os participantes concordaram unanimemente que é necessário dar formação aos supervisores.

Tema 02:

Importância da identificação de outras necessidades de serviços

O painel identificou as seguintes necessidades de outros serviços

a. Reduzir a carga de trabalho dos supervisores.
b. Avaliação correta do trabalho dos supervisores.
c. Atenção adequada aos problemas de serviço por parte dos administradores.
d. Fornecimento atempado da logística.
e. Disponibilizar as diretrizes de supervisão adequadas.

Com exceção de dois MOOH, os outros participantes concordaram com as necessidades de serviços acima referidas. Esses dois expressaram que "para *além dessas necessidades, as necessidades variam consoante as circunstâncias de cada supervisor*".

Tema 03: Sugestões para satisfazer as necessidades de formação e outros serviços.
Do debate resultou o seguinte.
I. Aumentar a sensibilização dos supervisores para a necessidade de uma supervisão adequada
Uma supervisão adequada pode melhorar os seguintes aspectos:
a. Melhorar a satisfação dos supervisores com o serviço prestado.
b. Melhorar a qualidade da interação entre o supervisor e o supervisionado.
c. Melhorar a prestação de cuidados de saúde.
d. Melhorar a cobertura do controlo
II. Melhoria da qualidade dos prestadores de serviços e medidas para responder às necessidades de formação e outros serviços.
a. Sensibilizar os supervisores para uma supervisão correta.
b. Fornecimento de diretrizes para facilitar uma supervisão adequada.
c. Prestação de formação regular em serviço e atualização de conhecimentos. Embora alguns deles recebam formação básica no início do serviço como MOOH, é essencial atualizar regularmente os conhecimentos sobre novos conceitos de supervisão. Foi também sublinhada a necessidade de formar os MOOH recém-nomeados em supervisão da SMI.
d. Reduzir a carga de trabalho dos supervisores.
e. Fornecer rapidamente a logística.
f. Atenção adequada aos problemas de serviço por parte dos administradores.
g. Disponibilizar as diretrizes de supervisão adequadas.
Tema 4: Opiniões sobre as notas de controlo
1. Identificar as percepções relativas à importância da apresentação de um relatório de supervisão.
Todos os participantes concordaram unanimemente com a importância da apresentação de um relatório de supervisão. Todos os participantes, exceto dois, foram da opinião de que o relatório de supervisão deve ser apresentado o mais rapidamente possível. Dois participantes expressaram que "não há problema em apresentar o relatório de supervisão no prazo de duas semanas após a supervisão".
2. Identificar as percepções relativas aos principais conteúdos do relatório de supervisão.
Todos concordaram que a introdução, a identificação do problema e o plano de ação devem ser os principais conteúdos do relatório de supervisão.
3. Sugestões para melhorar o relatório de supervisão.
Do debate resultaram as seguintes sugestões.
1. Dar formação adequada aos supervisores sobre a redação de relatórios de supervisão.
2. Reduzir a carga de trabalho dos supervisores.
3. Discutir com os supervisores as conclusões do relatório de supervisão.
4. Acompanhar cada supervisor regularmente pelos superiores.

Quadro 27 - Resumo das conclusões das discussões dos grupos de centragem

Categorias	Sugestões
01,02,03,04 Tema -	

a. Prevenir a insatisfação dos supervisores em relação ao serviço.

b. Melhorar a qualidade da interação entre o supervisor e o supervisionado.

c. Melhorar a prestação de cuidados de saúde.

d. Melhorar a cobertura do controlo.

A. Ato de formação formação oficinas linhas competências de supervisão informação de cima para baixo	Inclusão no programa de base Conduzir periodicamente Desenvolvimento do guia Melhoria do Supervisões regulares Melhorar o fluxo de
B. Supervisores de prestação de serviços inadequados.	Para reduzir a carga de trabalho dos
C. Acompanhamento e avaliação avaliação pelo funcionário Em	Carga. Acompanhamento regular e

Percepções sobre a importância da apresentação de um relatório de supervisão

Deve ser apresentado o mais rapidamente possível.

Percepções sobre os principais conteúdos de um relatório de supervisão.

Introdução, identificação do problema e plano de ação.
Melhorar o relatório de controlo

formação dos supervisores.	A. Para dar a devida
carga de trabalho dos supervisores.	B. Para reduzir o
os supervisores sobre as conclusões do relatório.	C. Para discutir com controlo
cada supervisor regularmente.	D. Para fazer o acompanhamento

5.1.2.2 Necessidades do PHNSS/SPHM do distrito de Kalutara

Depois de considerar os resultados do FGD, o PI foi capaz de conceber um SAQ **(Anexo X11)** para avaliar as necessidades dos supervisores e os pontos de vista sobre os relatórios de supervisão do MOOH/AMOOH, RDHS e DRDHS do distrito de Kalutara.

Foram calculadas as frequências para cada necessidade. Todos os PHNSS e SPHM estavam a ter necessidades de orientações oficiais de supervisão e de receber logística rapidamente.

Quadro 28- Necessidades do PHNSS/SPHM do distrito de Kalutara (n=25)

Necessidades de supervisores	N.º de supervisores	Percentagem%
1. Guia oficial de controlo	25	100.0
2. Formação em matéria de controlo	07	23.8
3. Menos actividades não relacionadas com a supervisão	25	100.0
4. Atenção adequada aos problemas de serviço pelos administradores.	17	57.8
5. Receção rápida da logística.	25	100.0

5.1.2.3 Necessidades dos MOOH/AMOOH e do pessoal de supervisão do Gabinete RDHS do distrito de Kalutara

A necessidade de um guia oficial de supervisão e de receber rapidamente a logística foram as principais necessidades de todo o pessoal de supervisão (100,0%).

Quadro 29 - Necessidades dos MOOH/AMOOH e do pessoal de supervisão dos RDHS Gabinete do distrito de Kalutara (n=29)

Necessidades dos supervisores	N.º de supervisores	Percentagem%
1. Guia oficial de controlo	29	100.0
2. Formação em matéria de controlo	05	17.2
3. Menos actividades não relacionadas com a supervisão	29	100.0
4. Atenção adequada aos problemas de serviço por parte dos administradores.	06	20.7
5. Receção rápida da logística	29	100.0

5.1.2.4 Opiniões do MOOH e dos supervisores do gabinete RDHS sobre os relatórios de supervisão

5.1.2.5 .1 Opiniões do MOOH e dos supervisores do gabinete RDHS sobre os relatórios de supervisão

As frequências foram calculadas e apresentadas na Tabela 30.

Quadro 30-Visão dos supervisores dos gabinetes do MOOH e do RDHS* sobre os relatórios de supervisão

Ver	Percentagem (%) de supervisores Supervisores da MOOH Supervisores da RDHS N%		N%
1	Os relatórios de controlo devem ser transmitidos o mais rapidamente possível.	2080% %		02100
2	Um relatório resumido seria melhor	2392% %		0150
3	É necessário dar feedback por escrito	%	25100 %	02100
4	Ajudar a implementar o plano de ação	25100% %		02100
5	Discussão das conclusões dos relatórios de supervisão	1872% %		0150
6	Os supervisores necessitam de formação na elaboração de relatórios de supervisão.	25100% %		02100
7	Dificuldade de interpretação dos relatórios de supervisão	2392% %		02100

*** Os supervisores da RDHS eram a RDHS e o Dep. RDHS; os supervisores da MOOH eram a MOOH e a AMOOH**

A maioria dos supervisores gosta que o relatório de supervisão lhes seja enviado o mais cedo possível (MOOH80%; pessoal do RDHS 100%).A maioria dos supervisores gosta de um relatório de supervisão resumido em vez de um detalhado. (Todos os inquiridos mencionaram que é dado feedback em cada relatório de supervisão. Todos os supervisores mencionaram que ajudam a executar o plano de ação no relatório de supervisão.

Setenta e dois por cento dos MOOH discutiram as conclusões durante as conferências mensais dos gabinetes MOOH. Os restantes 28% não discutiram as conclusões. A sua opinião é apenas a de que dar feedback por escrito aos supervisores é adequado. Todos os inquiridos mencionaram que os supervisores necessitam de formação em serviço sobre a elaboração de relatórios de supervisão. A maioria dos supervisores referiu ter tido dificuldades na interpretação dos relatórios de supervisão. Noventa e dois por cento (92%) dos MOOH/AMOOH e todos os RDHS/DRDHS sentiram dificuldades na interpretação das conclusões dos relatórios de supervisão.

5.1.2.5 Qualidade da interação supervisor-supervisado durante o processo de supervisão

Nesta componente, apenas os PHNSS foram considerados para avaliar a qualidade da interação entre o supervisor e o supervisado. Nesta parte do estudo, foram avaliados onze comportamentos favoráveis selecionados (ver metodologia para mais pormenores). Tavrow P et al, em 1999, selecionou esses onze comportamentos no seu estudo.

Duração das visitas de supervisão do PHNSS

Tabela 31-Duração das visitas de supervisão pelo PHNSS de acordo com os registos

Duração da controlo/min	N.º de supervisores que efectuaram as sessões de supervisão	Percentagem % de supervisores
34-64	02	8.3
65-95	05	20.8
96-126	04	16.7
127-157	04	16.7
158-188	04	16.7
189-219	02	8.3
220-250	01	4.2
251-281	02	8.3
Total	24	100

A duração média das visitas de supervisão foi de 128,5 minutos. A duração mínima da visita é de 34 minutos e a duração máxima é de 267 minutos

Isto não inclui o tempo de deslocação de e para o gabinete do Ministério da Saúde. A mais breve destas visitas foi efectuada para verificar algumas questões específicas e não para analisar as operações gerais de uma instalação.

Quadro 32 **Tempo médio gasto em várias actividades por duração da visita de supervisão, de acordo com os registos de tempo**

Atividade	Visitas mais curtas <2hrs		Visitas mais longas > 2 horas	
	Tempo (Min)	%	Tempo (Min)	%
1. Supervisão dos cuidados prestados aos clientes				
1.1. Observação de procedimentos clínicos	03		08	
1.2 Observar a comunicação entre o cliente e o supervisor	00		10	
1.3 Interação com os supervisados	02			
sobre questões relacionadas com o atendimento ao cliente			15	
	05	**8.9**	35	**15.3**
Total				

2. Supervisão de questões a nível das instalações 2.1. Interagir com os prestadores de serviços sobre questões relacionadas com as instalações.	04		25	
2.2. Verificação dos registos, fichas e dados	11		30	
2.3. Controlo dos fornecimentos e equipamentos	08		20	
2.4. Verificação das infra-estruturas	06		13	
Total	29	**51.8**	88	**40.9**
3. Interagir com os clientes 3.1. Falar com os clientes	06		22	
3.2. Realização de procedimentos clínicos Total	01 07	**12.5**	07 29	**13.5**
4. Escrever notas e comentários	10	**17.9**	27	**12.6**
5. Outros (pausa para o chá, saudações, etc.)	05	**8.9**	38	**17.7**
Total	**56**	**100**	**215**	**100**

O ponto de corte para visitas mais curtas e mais longas (2 horas) foi adotado de acordo com o estudo realizado por Tavrow P et al 1999.

As actividades de supervisão direta podem ser divididas em duas categorias principais: supervisionar os cuidados com os clientes e monitorizar as questões ao nível das instalações. Como mostra a Tabela 32, para visitas mais curtas, <2 horas, os supervisores passaram em média apenas 5 minutos a supervisionar os cuidados com os clientes e 29 minutos a monitorizar questões ao nível das instalações.

Nas visitas mais longas, os supervisores dedicaram novamente muito mais tempo a questões relacionadas com as instalações (88 minutos) do que a questões relacionadas com os cuidados prestados aos clientes (33 minutos).

Os supervisores não passaram tempo algum a observar os cuidados prestados aos clientes. Por outro lado, todos os supervisores, à exceção de dois, passaram algum tempo a interagir com os utentes, mas este tempo consistiu sobretudo em conversas sociais e não em discussões sobre a qualidade dos serviços. Durante as visitas mais longas, os supervisores passaram bastante tempo comendo e socializando. Os supervisores dedicaram um tempo considerável a escrever comentários, mas muitos deles estavam no diário do próprio supervisor, que não era partilhado com os prestadores.

No geral, os supervisores passaram apenas 6% do tempo total a discutir questões relacionadas com os clientes com os prestadores de serviços. Entre os supervisores, 21 dos 24 discutiram as questões relacionadas com os cuidados prestados aos clientes.

Índice de qualidade total da interação supervisor-supervisado

Quadro 33 **Pontuações totais de qualidade das interações supervisor-supervisado pontuadas pelos PHNSS da área do RDHS de Kalutara**

Pontuação de qualidade total de 110 obtida pelos supervisores	N.º de supervisores	Percentagem % de supervisores
21-24	09	37.5

25-28	06	25.1
29-32	03	12.5
33-36	02	8.3
37-40	03	12.5
41-44	01	4.1
Total	**24**	**100.0**

A mediana da pontuação da qualidade total foi de 28. A pontuação mínima foi de 21 e a máxima de 44 (Tabela 33). O intervalo do Índice de Qualidade Total foi de 23. A pontuação total da qualidade foi obtida por consenso entre os membros da equipa de investigação após cada sessão de supervisão. Em primeiro lugar, foram tidos em conta os resultados da "lista de verificação da observação" e foram utilizados clips áudio e registos da sessão de supervisão para apoiar e validar os registos da lista de verificação. O limiar estabelecido pela equipa de investigação para o comportamento exemplar foi de 77 em 110.

Como parte da observação estruturada, a equipa de investigação classificou as competências de cada supervisor nas onze categorias de comportamentos favoráveis dos supervisores da MCH.

Avaliações das competências dos supervisores pelos supervisores formados

Quadro 34 - Avaliação das competências dos supervisores por observadores formados (n=24 visitas de supervisão)

Área de competências	Classificação média (Mediana)	Gama de classificação
Desenvolver relações	5.5	2-6.5
Discutir a visita anterior	3.5	1-6.5
Promover a participação dos supervisados	2.3	1-6.5
Identificação de problemas	2.3	1-6.5
Resolução de problemas	3.0	1-6.5
Dar feedback	6.3	1-6.5
Dar formação/OJT	5.4	2-6
Discussão/interpretação de dados	5.6	2-6
Fazer sugestões	3.1	1-6
Procurar o contributo dos clientes	1.7	1-3
Discutir a próxima visita	1.9	1-3

As competências foram classificadas na seguinte escala:
Excede largamente as expectativas 6-10
Satisfatório/moderado 5
Fraco 1-4
(Consultar o **Anexo X1V** para a descrição da escala)
As competências com a classificação mais baixa foram a procura de opiniões do cliente e a discussão da visita seguinte (classificações médias de 1,7 e 1,9, respetivamente). As competências mais bem

classificadas foram o desenvolvimento de relações e a discussão da visita anterior (classificações médias de 5,5 e 3,5, respetivamente) - Tabela 34.

Análise dos comportamentos favoráveis dos supervisores

A Tabela 35 indica a percentagem de PHNSS que tiveram comportamentos positivos e negativos no que respeita a 'desenvolve relações com os supervisados'.

Quadro 35- Desenvolve relações com os supervisados

Comportamentos positivos %	Não	Comportamentos negativos %	Não
P1. Cumprimenta pelo nome 45.1	11	Portugal. Carrancas na maior parte das vezes 4.1	01
P2. Conversa ligeira 24.6	06	N2. Faz comentários rudes, coscuvilhices 36,9	09
em não temas relacionados com o trabalho			
P3. É descontraído 8.2	02	N3. Actos precipitados 50.0	12
P4. É simpático, mas profissional 4.1	01	N4. Gritar ou levantar a voz ao(s) trabalhador(es) supervisionado(s)	00
P5. Mostra interesse pelos supervisados 16.4	04	N5.Não mostra apreço por 53.3	13
		supervisado(s)	
P6. Incentiva os supervisados a 77,9 atender os clientes em primeiro lugar	19	N6. Ter cinquenta anos 00	00
P7. Empatia 20.5	05	N7. Pensa que tudo o resto deveria 014 .1	parage m
P8. Diz o objetivo da visita a 00 o(s) supervisado(s)	00		

De acordo com a tabela 35, nenhum dos supervisores não informou o objetivo da visita. Nenhum dos supervisores não gritou ou não fez pouco caso do supervisado.

Do **Quadro 36 ao Quadro 45** descrevem-se os restantes comportamentos favoráveis dos supervisores (**Anexo XXV111**).

5.1.2.6 Associação entre as variáveis sócio-demográficas e relacionadas com os serviços dos supervisores e a qualidade da interação supervisor-supervisado (TQS)

As tabelas seguintes (da Tabela 46 à Tabela 53) descrevem a associação entre a Pontuação da Qualidade Total (TQS) recebida pelos supervisores e as variáveis selecionadas. O ponto de corte para o TQS foi determinado pelo valor mediano, que é 28.

Associação entre a idade dos supervisores e a qualidade da interação entre supervisores e supervisandos

Quadro 46 - Associação entre a idade dos supervisores e a qualidade da interação supervisor-supervisado

Variável	Pontuação de qualidade total (TQS)		
Idade/anos‡	> 28	< 28	Total
> 45	8(61.5%)	5(38.5%)	13(100.0%)
<45	3(27.3%)	8(72.7%)	11(100.0%)
Total	11(45.8%)	13(54.2%)	24(100.0%)

Teste exato de Fisher; p= 0,12 OR=0,23 IC95%=0,04-1,33

*O valor de corte para a idade é de 45 anos, uma vez que a idade média desta amostra era de

45 anos.

Não houve diferença significativa entre a proporção de PHNSS com TQS > 28 entre aqueles com idade > 45 anos e aqueles com menos de 45 anos.

Quadro 47 - Associação entre o nível de escolaridade dos supervisores e a qualidade da interação supervisor-supervisado

Variável	Pontuação de qualidade total (TQS)				
Nível de educação*	>28		< 28		Total
	Não %		Não %		Não %
> A/L	8	53.8	5	46.2	13100
<A/L	3	27.3	8	72.7	11100
Total	11	45.8	13	54.2	24100

Teste exato de Fisher; p= 0,12 OR=0,23 IC95%=0,04-1,33

* O ponto de corte para o nível de educação foi considerado A/L, uma vez que é a qualificação mais elevada na carreira escolar.

Não houve diferença significativa entre a proporção de PHNSS com TQS > 28 entre aqueles cujo nível de escolaridade era > A/L e aqueles cujo nível de escolaridade era < A/L.

Tabela 48-Associação entre o local de residência dos supervisores e a qualidade da interação supervisor-supervisado.

Variável	Pontuação de qualidade total (TQS)		
Local de residência	>28	< 28	Total

	Não %	Não %	Não %
Fora da área do Ministério da Saúde	8 46.5	457.1	12 100.0
Dentro da área de MOH	342.9	953.5	12 100.0
Total	**11 45.8**	**13 54.2**	**24 100.0**

Teste exato de Fisher; p= 0,09 OR=0,17 IC95%=0,03-0,98

Não houve diferença significativa entre a proporção de PHNSS com TQS > 28 entre aqueles cujo local de residência era dentro da área do MOH e cujo local de residência era fora da área do MOH.

Tabela 49-Associação entre os anos de serviço dos supervisores e a qualidade da interação supervisor-supervisado.

Variável	Pontuação de qualidade total (TQS)					
Anos de serviço*	**> 28**		**< 28**			**Total**
	Não	**%**	**Não**	**%**	**Não**	**%**
>10	7	53.8	6	46.2	13	100.0
<10	4	36.3	7	63.7	11	100.0
Total	**11**	**45.8**	**13**	**54.2**	**24**	**100.0**

Teste exato de Fisher; p= 0,44 OR=0,49 95% CI= 0,09-2,53

O ponto de corte para os anos de serviço é de 10 anos, uma vez que a maioria dos supervisores tem mais de 10 anos de serviço.

Não houve diferença significativa entre a proporção de PHNSS com TQS > 28 entre aqueles com tempo de serviço superior a 10 anos e inferior a 10 anos.

Tabela 50-Associação entre a duração da visita de supervisão e a qualidade da interação supervisor-supervisado.

Variável	Pontuação de qualidade total (TQS)					
Duração da visita de controlo*	**>28**		**< 28**		**Total**	
	Não %		**Não %**		**Não %**	
>2 horas	7	43.8	4	56.2	11	100.0
<2hrs	4	36.3	9	63.7	13	100.0
Total	**11**	**45.8**	**13**	**54.2**	**24**	**100.0**

Teste exato de Fisher; p= 0,22 IC95%=0,05-1,39 OR=0,25

O ponto de corte para a duração da visita de supervisão é de 2 horas, uma vez que, de acordo com o estudo de Tavrow, a duração da visita é de 2 horas.

Não houve diferença significativa entre a proporção de PHNSS com TQS > 28 entre aqueles cuja duração da visita de supervisão foi superior a 2 horas e inferior a dois anos.

Quadro 51-Associação entre formação em supervisão e qualidade da supervisão interação supervisor-supervisado.

Variável	Pontuação de qualidade total (TQS)		
N.º de sessões de formação*	> 28	< 28	Total
	Não %	Não %	Não %
<2	7 58.3	5 41.7	12 100.0
> 2	4 33.3	8 66.7	12 100.0
Total	11 45.8	13 54.2	24 100.0

Teste exato de Fisher; p= 0,41 OR=0,36 IC95%=0,07-1,88

*O ponto de corte para o número de sessões de formação é considerado 2 porque o valor mediano é 2.
Não houve diferença significativa entre a proporção de PHNSS com TQS > 28 entre aqueles que tiveram > 2 sessões de treinamento e menos de duas sessões de treinamento.

Quadro 52- Associação entre a atenção adequada dos funcionários superiores e a qualidade da interação supervisor-supervisado.

Variável	Pontuação de qualidade total (TQS)		
Atenção adequada por parte dos oficiais superiores*	> 28	< 28	Total
	Não %	Não %	Não %
Não	861 .5	538.5	13 100.0
Sim	327.3	872.7	11 100.0
Total	11 45.8	1354 .2	24 100.0

Teste exato de Fisher; p= 0,12 OR=0,23 IC95%=0,04-1,33

*Ver metodologia para a definição (4.1.1.a).
Não se registou uma diferença significativa entre a proporção de PHNSS com TQS > 28 entre os que tiveram a devida atenção dos funcionários superiores e os que não tiveram a devida atenção dos funcionários superiores.

Tabela 53-Associação entre actividades não relacionadas com a supervisão e qualidade da interação supervisor-supervisado.

Variável	Pontuação de qualidade total (TQS)		
Actividades não relacionadas com a supervisão*	> 28	<28	Total
	Não %	Não %	Não %
Sim	861 .5	538.5	13100 .0
Não	3 27.3	872.7	11100 .0
Total	11 45.8	13 54.2	24 100.0

Teste exato de Fisher; p= 0,12 OR=0,23 IC95%=0,04-1,33

* Consultar a metodologia para a definição.

Não houve diferença significativa entre a proporção de PHNSS com TQS > 28 entre os que tinham actividades não relacionadas com a supervisão e os que não tinham actividades não relacionadas com a supervisão.

De acordo com os quadros acima (de 46 a 53), não foram encontradas **associações estatisticamente significativas** entre a qualidade da supervisão (Total Quality Score-TQS) e todas as variáveis sócio-demográficas e relacionadas com os serviços selecionadas.

5.1.3 Conhecimentos, atitudes e competências auto-percepcionadas dos supervisores de SMI/PF no distrito de Kalutara

5.1.3.1 Conhecimento dos supervisores de SMI/PF no distrito de Kalutara

No que respeita à Tabela 54, a mediana da pontuação foi de 35,4 para MOOH/AMOOH e PHNSS/SPHM. A pontuação mediana foi de 64,5 para os supervisores dos gabinetes da RDHS. A pontuação mediana para os supervisores é de 40.

Tabela 54- Distribuição das pontuações de conhecimento entre os supervisores dos gabinetes MOOH/AMOOH, PHNSS/SPHM e RDHS (N=54)

Pontuações (%)	MOOH/AMOOH		PHNSS/SPHM			Gabinete RDHS %
	n	%	sup		n	
			n	%		
0-10	00	00	02	08	00	00
11-20	01	04	02	08	00	00
21-30	07	28	02	08	00	00
31-40	12	48	17	68	25	01
41-50	03	12	02	08	25	01
51 -60§	01	04	00	00	00	00
61*-70	01	04	00	00	50	02
Total	25	100	25	100	100	04

Percentagem de supervisores que deram respostas corretas por item na componente de conhecimentos do SAQ (N=54)

Os conhecimentos sobre feedback, princípios de supervisão de apoio, descrição da supervisão/2 e horário de supervisão foram baixos em comparação com outros itens de conhecimento (Tabela 55).

* Mais de 50% dos pontos foram considerados conhecimentos adequados e menos de 50% dos pontos foram considerados conhecimentos inadequados.

Tabela 55 - Supervisores que deram respostas corretas aos itens da componente de conhecimentos do SAQ (N=54)

O tópico/item	Percentagem
Descrição de controlo-1	47.6
Descrição de controlo-2	27.2
Conhecimentos sobre o horário de controlo	27.4
Conhecimento dos métodos de controlo	31.7
Conhecimento da frequência das visitas de controlo	18.8
Conhecimento das listas de controlo de supervisão	16.3
Conhecimentos sobre os princípios da supervisão de apoio	4.1
Conhecimentos em matéria de preparação	29.8
Conhecimentos sobre as etapas da supervisão	32.5
Conhecimentos sobre o feedback durante uma visita de controlo	1.3
Conhecimentos gerais	**40.0**

A percentagem mais elevada de supervisores (47,6%) deu respostas corretas à descrição da supervisão -1 e à preparação (29,8%). A menor percentagem de supervisores deu respostas corretas ao feedback durante uma visita de supervisão (1,3%).

5.1.3.2 Pontuações de atitude entre MOOH/AMOOH, PHNSS/SPHM e Supervisores dos escritórios da RDHS

No que respeita à Tabela 56, a pontuação mediana foi de 41,7 para MOOH/AMOOH. A mediana da pontuação foi de 33,5 para o PHNSS/SPHM. A pontuação mediana foi de 663,2 para os supervisores dos gabinetes da RDHS. A mediana da pontuação para todos os supervisores foi de 41.

Tabela 56- Distribuição das pontuações das atitudes entre os supervisores dos gabinetes MOOH/AMOOH, PHNSS/SPHM e RDHS

Pontuações	(%)	PHNS	Gabinete RDHS
MOOH/AMOOH		**sup**	

	n=25	n=24	n=4
0-10	00	01	00
11-20	01	02	00
21-30	07	09	00
31-40	03	10	01
41-50	12	02	01
51-60	01	00	00
61-70	01	00	02
Total	25	**24**	**04**

 # A pontuação de 50% foi considerada como tendo atitudes neutras.

***Mais de 50% da pontuação foi considerada como tendo atitudes positivas e menos de 50% da pontuação foi considerada como tendo atitudes negativas.**

Pontuações percentuais por componente de atitude classificadas pelos supervisores

De acordo com o Quadro 57, as seguintes componentes da atitude tiveram uma pontuação baixa em comparação com outras componentes da escala (as proporções são apresentadas em percentagens de supervisores);

Os supervisores devem tentar melhorar os seus conhecimentos em matéria de supervisão, não só no que diz respeito à cobertura, mas também à qualidade da supervisão. Os supervisores devem atuar como amigos dos supervisados e a experiência fará com que um supervisor seja de boa qualidade.

Tabela 57- Pontuações percentuais por componente de atitude pontuada pelos supervisores (N=54)

Componentes da atitude	Concordo plenamente	Concordo ligeiramente	Indecisos	Discordo ligeiramente	Discordo totalmente
Uma cobertura elevada da supervisão significa uma supervisão eficaz.	43	07	5	24.5	20.5
Quando as necessidades de serviço são satisfeitas os supervisores têm um bom desempenho.	11.6	25.5	4.1	34.9	23.9
Os supervisores devem tentar melhorar os seus conhecimentos em matéria de supervisão.	0.4	1.1	16.4	38.4	43.7
Os supervisores devem tornar-se competentes	22.1	34.6	7.5	12.5	23.3

o suficiente para desempenhar as suas funções.					
Não só a cobertura, mas também a qualidade da A supervisão também é importante.	10.4	21.1	8..5	20.9	39.1
As diretrizes de supervisão são uma grande ajuda para os supervi	5.0	4. 5	5.9	19.9	11.6
A formação em serviço deve ser realizada regularmente para supervisores.	22.6	21.7	22.4	9.8	23.5
Os administradores devem ter um bom conhecimento de supervisão.	37.4	34.7	3.6	2.7	21.6
Os supervisores devem agir como amigos dos supervisados.	9.0	34.2	12.1	14.7	30
A deteção de falhas dos supervisores deve ser praticada.	1.8	32.2	32.3	21.3	12.4
Atitudes de os supervisados não afectam a supervisão.	38.3	29.5	4.5	6.6	21.1
Os supervisores devem	29	26.3	12.3	11.2	21.2
utilizar instrumentos de autoavaliação para se aperfeiçoarem.					
A supervisão é um processo fastidioso.	22.5	17.3	23.2	23.5	13.5
O relatório de supervisão é um encargo desnecessário.	16.8	32.2	12.4	23.1	15.5

As listas de controlo de supervisão são muito úteis para supervisores experientes.	22.8	19.8	12.9	23.3	21.2
Experiência fazer um supervisor de boa qualidade.	3.8	23.7	12.1	13.4	47
Os administradores devem supervisionar os supervisores	26.5	32.1	3.5	14.3	23.6
Antes da formação supervisores, deve ser ministrada formação relevante.	19.6	47.2	7.5	13.4	12.3

A percentagem mais elevada (43%) de supervisores **concordou fortemente com** a afirmação "uma cobertura elevada da supervisão significa uma supervisão eficaz". A percentagem mais elevada de supervisores (47%) **discordou fortemente** da afirmação "a experiência faz com que um supervisor seja de boa qualidade" (Quadro 57).

5.1.3.3 Pontuações de competências auto-percebidas entre os supervisores dos gabinetes MOOH/AMOOH, PHNSS/SPHM e RDHS

No que respeita à Tabela 58, a mediana foi de 41,6 para MOOH/AMOOH. A mediana da pontuação foi de 33,7 para o PHNSS/SPHM. A mediana da pontuação foi de 65,3 para os supervisores dos gabinetes da RDHS. A mediana da pontuação para todos os supervisores é 35.

Quadro 58-Distribuição das pontuações das competências auto-percebidas entre os supervisores dos gabinetes MOOH/AMOOH, PHNSS/SPHM e RDHS

Pontuações MOOH/AMOOH %	n	(%)	PHNS/SPHM apoio ao escritório		%	RDHS
			%	n		n
0-10 08	02	00	00	00		00
11-20 04	01	00	02	08		00
21-30 20	05	00	06	24		00
31-40 28	07	25	14	56		01
41-50 32	08	25	03	12		01

51*-60 04	01	00	00	00	00	51*-60 04
61-70 04	01	50	00	00	02	61-70 04
Total 100	**25**	**100**	**25**	**100**	**04**	**Total 100**

*** Mais de 50% foi considerado como tendo uma boa auto-perceção das competências e menos de 50% foi considerado como tendo uma má auto-perceção das competências.**

Percentagem de supervisores com competências auto-percebidas

Tabela 59 - Percentagem de supervisores com competências auto-percebidas

Competências auto-percebidas	Não	Menos	Competir	Altamente
Desenvolver uma relação com os supervisados	43.2	16.9	16.4	23.5
Discutir as recomendações da visita anterior	46.2	18.4	23.7	11.7
Promover a participação dos prestadores de serviços	53.2	12.7	21.5	12.6
Identificar conjuntamente os problemas	32.6	26.8		32.5
Facilitar a resolução de problemas	11.8	23.5	21.5	43.2
Dar feedback ao construtor	43.5	23.1	27.8	5.6
Educação/formação do prestador	61.9	12.4	21.1	4.6

Discutir e interpretar dados	33.4	12.5	32.5	21.6
Fazer sugestões e ser proactivo	58.6	4.8	17.7	18.9
Procurar o contributo dos clientes	55.0	34.3	4.8	5.9
Discutir a próxima visita	19.1	42.7	23.6	14.6

De acordo com a Tabela 59, as seguintes competências auto-percebidas tiveram uma pontuação mais baixa em comparação com outras competências auto-percebidas;
Desenvolver relações com os supervisados, promover a participação dos prestadores de serviços, dar feedback construtivo, fazer sugestões e ser proactivo.

5.1.3.4 Conhecimentos sobre a supervisão dos supervisores dos gabinetes do Ministério da Saúde e dos gabinetes do RDHS

As pontuações de conhecimentos sobre supervisão entre os supervisores não foram comparadas estatisticamente devido à reduzida dimensão da amostra de supervisores dos gabinetes do RDHS. Os conhecimentos sobre supervisão foram avaliados em relação à definição, ao calendário de supervisão, aos métodos de supervisão, à frequência das visitas de supervisão, às listas de controlo de supervisão, aos princípios da supervisão de apoio, à preparação, às etapas da supervisão e ao feedback durante uma visita de supervisão. (**Quadro 60 Anexo XXV111**)

5.1.3.5 Atitudes sobre supervisão entre supervisores no gabinete do Ministério da Saúde e no gabinete do RDHS (Quadro 61)

As atitudes em relação à supervisão foram avaliadas através de dezoito afirmações. A comparação entre os supervisores dos gabinetes do Ministério da Saúde e os supervisores dos gabinetes do RDHS não foi efectuada devido à reduzida dimensão da amostra. (**Quadro 61, Anexo XXVII1**)

5.1.3.6 Competências auto-percebidas de comportamentos favoráveis selecionados entre os supervisores nos gabinetes do Ministério da Saúde e nos gabinetes do RDHS (Tabela 62).

As competências auto-percebidas em relação à supervisão foram avaliadas através de onze afirmações. Devido à reduzida dimensão da amostra, não foi efectuada uma comparação entre os supervisores dos gabinetes do Ministério da Saúde e os supervisores dos gabinetes do Serviço Nacional de Saúde. (**Quadro 62, Anexo XXV111**)

5.1.3.7 Associações entre variáveis sócio-demográficas e relacionadas com os serviços selecionadas e o conhecimento dos supervisores

As associações entre as seguintes variáveis e os conhecimentos dos supervisores foram examinadas na secção seguinte (Quadro 63 a Quadro 69). Idade dos supervisores, nível de escolaridade, tempo de serviço, número de sessões de formação, local de residência, actividades não relacionadas com a supervisão, atenção adequada por parte de funcionários superiores. O ponto de corte para os conhecimentos foi fixado em 40%, uma vez que era o valor mediano (quadro 55).

Tabela 63- Associação entre a idade dos supervisores e o conhecimento

Variável	Pontuação de conhecimento					Total	
Idade/anos	>40 Não	%	Não	<40 %		Não	%
> 45	07	70	20	46		27	100.0
< 45	03	30	24	54		27	100.0
Total	10	100	44	100		54	100.0

X2 = 1,96 OR=0,36 IC 95%=0,08-1,56 p = 0,16

***O ponto de corte para a idade (45 anos) foi adotado por ser a idade média dos supervisores de MCH/FP.**

Não houve diferença significativa entre a proporção de supervisores com pontuação de conhecimento >40 entre aqueles cuja idade era > 45 anos e aqueles cuja idade era < 45 anos.

Tabela 64 - Associação entre o nível de escolaridade dos supervisores e o conhecimento

Variável	Pontuação de conhecimento					Total	
Nível de educação	>40 Não	%	Não	<40	%	Não	%
>A/L	05	50	21		48.3	26	100.0
<A/L	05	50	23		51.7	28	100.0
Total	10	100	44		100	54	100.0

OR= 0,91 95% CI= 0,23-3,60 p = 1

Não houve diferença significativa entre a proporção de supervisores com escore de conhecimento >40 entre aqueles cujo nível de escolaridade > A/L e cujo nível de escolaridade < A/L.

Tabela 65 - Associação entre o tempo de serviço dos supervisores e o conhecimento

Variável	Pontuação de conhecimento		Total
Duração da serviço/anos	>40 Não %	<40 Não %	Não %
> 10	0770	1534 .5	22100 .0
<10	0330	2965 .5	32100 .0
Total	10100	44100	54100 .0

OR= 0,2 IC 95%= 0,05-0,98 p = 0,07

*** O ponto de corte para a duração do serviço foi considerado como 10 anos, uma vez que a maioria dos supervisores tinha mais de 10 anos de serviço (quadro).**

. Não houve diferença significativa entre a proporção de supervisores com pontuação de conhecimento >40 entre aqueles cujo tempo de serviço era > 10 anos e < 10 anos.

Tabela 66 - Associação entre número de acções de formação e conhecimentos

Variável	Pontuação de conhecimento	Total Não %

N.º de sessões de formação em 2009	>40 Não	%	<40 Não	%	
<2	02	20	24	55.2	26100.0
> 2*	08	80	20	44.8	28100.0
Total	10	100	44	100	54100.0

OR=4,8 IC 95%= 0,91-25,22 p =0,08

* **O ponto de corte foi considerado 2, porque foi o número médio de sessões de formação no ano de 2009.**

Não se registou uma diferença significativa entre a proporção de supervisores com uma pontuação de conhecimentos >40 entre aqueles cujas sessões de formação foram > 2 e < 2.

Quadro 67- Associação entre local de residência e conhecimentos

Variável	Pontuação de conhecimento					
Local de residência	>40 Não %	Não %	<40	Não %	Total	
Fora deMOH área	05	50	15	34.5	20	100.0
Dentro da área de MOH	05	50	29	65.5	34	100.0
Total	10	100	44	100	54	100.0

OR= 0,52 IC 95%= 0,13-2,07 p= 0,47

Não se registou uma diferença significativa entre a proporção de supervisores com uma pontuação de conhecimentos >40 entre aqueles cujo local de residência se situa na área do Ministério da Saúde e fora da área do Ministério da Saúde.

Quadro 68 - Associação entre actividades não relacionadas com a supervisão e conhecimentos

Variável	Pontuação de conhecimento				Total	
Actividades não relacionadas com a supervisão*	Não	>40 %	Não	<40 %	Não	%
Sim	04	40	24	55.2	28	100.0
Não	06	60	20	44.8	26	100.0
Total	10	100	44	81.5	54	100.0

OR= 1,8 IC 95%= 0,45- 7,28 p = 0,49

* **Ver metodologia (4.1.1.a) para definição.**

Não houve diferença significativa entre a proporção de supervisores com uma pontuação de conhecimentos >40 entre os que não tinham actividades de não supervisão e os que tinham actividades de não supervisão.

Tabela 69 - Associação entre a atenção adequada dos funcionários superiores e o conhecimento

Variável		Pontuação de conhecimento				Total	
Adequado	**atenção**	**>40**		**<40**			
de oficiais superiores*		Não	%	Não	%	Não	%
Não		05	50	18 41.4		23	100.0
Sim		05	50	26 58.6		31	100.0
Total		10	100	44	100	54	100.0

OR= 0,69 IC 95%= 0,17- 2,75 p = 0,73

***Referir a metodologia (4.1.1.a) para a definição.**

Não se registou uma diferença significativa entre a proporção de supervisores com uma pontuação de conhecimentos >40 entre os que tiveram a devida atenção dos funcionários superiores e os que não tiveram a devida atenção dos funcionários superiores.

De acordo com os quadros acima (quadros 63 a 69), **não foram encontradas associações estatisticamente significativas entre os conhecimentos dos supervisores e as variáveis sócio-demográficas selecionadas (análise bivariada).**

5.1.3.8 Associações entre variáveis sócio-demográficas e relacionadas com os serviços selecionadas e atitudes dos supervisores

As associações entre as seguintes variáveis e os conhecimentos dos supervisores foram examinadas na secção seguinte (do Quadro 70 ao Quadro 76). Idade dos supervisores, nível de escolaridade, tempo de serviço, número de sessões de formação, local de residência, actividades não relacionadas com a supervisão, atenção adequada por parte de funcionários superiores. O ponto de corte das atitudes foi fixado em 41, dado ser a pontuação mediana (Quadro 56).

Quadro 70- Associação entre a idade dos supervisores e as atitudes

Variável	Pontuação da atitude				Total	
Idade/anos	**>41** Não	%	Não	**<41** %	Não	%
> 45	06	60	21	48.3	27	100.0
< 45	04	40	23	51.7	27	100.0
Total	10	100	44	100	54	100.0

X2 =0,49 OR=0,61 IC 95%= 0,15- 2,46 p = 0,48

***O ponto de corte para a idade (45 anos) foi adotado por ser a idade média dos supervisores de MCH/FP (ver Quadro 5).**

Não se registou uma diferença significativa entre a proporção de supervisores com uma pontuação de atitude >41 entre aqueles cuja idade era superior a 45 anos e os que tinham menos de 45 anos.

Tabela 71- Associação entre o nível de escolaridade dos supervisores e as atitudes

Variável	Pontuação da atitude				Total	
Nível de educação	**>41**		**<41**			
	Não	%	Não	%	Não	%

	04	40	22	50	26	100.0
>A/L	04	40	22	50	26	100.0
<A/L	06	60	22	50	28	100.0
Total	**10**	**100**	**44**	**100**	**54**	**100.0**

$$OR= 1,5 \text{ IC } 95\%= 0,37\text{-} 6,06 \text{ p} = 0,73$$

Não houve diferença significativa entre a proporção de supervisores com escore de atitude >41 entre aqueles cujo nível de escolaridade era > A/L e < A/L.

Tabela 72- Associação entre o tempo de serviço dos supervisores e as atitudes

Variável	Pontuação da atitude				Total	
	>41		**<41**		**Não**	
Duração da serviço/anos	**Não** **%**		**Não** **%**			**%**
> 10	04	40	18	41.4	22	100.0
<10	06	60	26	58.6	32	100.0
Total	**10**	**100**	**44**	**100**	**54**	**100.0**

$$OR=1,03 \text{ IC } 95\%=0,26\text{-} 4,21 \text{ p} = 1$$

***O ponto de corte para a duração do serviço foi considerado como 10 anos, uma vez que a maioria dos supervisores tinha mais de 10 anos de serviço (quadro).**

Não houve diferença significativa entre a proporção de supervisores com escore de atitude >41 entre aqueles com tempo de serviço > 10 anos e aqueles com tempo de serviço < 10 anos.

Tabela 73- Associação entre o número de acções de formação e as atitudes

Variável	Pontuação das atitudes				Total
N.º de sessões de formação em 2009	**>41**		**<41**		
	Não	**%**	**Não**	**%**	**Não %**
<2	04	40	22	50.6	26 100.0
> 2*	06	60	22	49.4	28 100.0
Total	**10**	**100**	**44**	**100**	**54 100.0**

$$OR=1,5 \text{ IC } 95\%= 0,37\text{-} 6,06 \text{ p} = 0,73$$

***O ponto de corte foi considerado como 2, porque foi o número médio de sessões de formação no ano de 2009.**

Não se registou uma diferença significativa entre a proporção de supervisores com uma pontuação de atitude >41 entre aqueles cujo número de sessões de formação foi > 2 e < 2.

Quadro 74- Associação entre local de residência e atitudes

Variável	Pontuação das atitudes				Total	
Local de residência	**>41**		**<41**			**Não**
	Não	**%**	**Não**	**%**	**%**	
Fora da área do Ministério da Saúde	05	50	15	34.5	20	100.0
Dentro da área de MOH	05	50	29	65.5	34	100.0
Total	**10**	**100**	**44**	**100**	**54**	**100.0**

OR=0,52 IC 95%= 0,13-2,07 p=0,47

Não se registou uma diferença significativa entre a proporção de supervisores com uma pontuação de atitude >41 entre aqueles cujo local de residência se situava dentro da área do Ministério da Saúde e aqueles cujo local de residência se situava fora da área do Ministério da Saúde.

Quadro 75 - Associação entre actividades não relacionadas com a supervisão e atitudes

Variável	Pontuação da atitude				Total	
Actividades não relacionadas com a supervisão*	**>41**		**<41**			
	Não	**%**	**Não**	**%**	**Não**	**%**
Sim	04	40	24	55.2	28	100.0
Não	06	60	20	44.8	26	100.0
Total	**10**	**100**	**44**	**81.5**	**54**	**100.0**

OR=1,8 IC 95%= 0,45- 7,28 p = 0,49

*Ver **metodologia (4.1.1.a) para definição.**

Não se registou uma diferença significativa entre a proporção de supervisores com uma pontuação de atitude >41 entre aqueles cujo local de residência se situava dentro da área do Ministério da Saúde e aqueles cujo local de residência se situava fora da área do Ministério da Saúde.

Tabela 76 - Associação entre a atenção adequada dos funcionários superiores e as atitudes

Variável	Pontuação da atitude				Total	
Adequado atenção de oficiais superiores*	**>41**		**<41**			
	Não	**%**	**%**	**Não**	**Não**	**%**
Não	05	50	18	41.4	23	100.0
Sim	05	50	26	58.6	31	100.0
Total	**10**	**100**	**44**	**100**	**54**	**100.0**

OR= 0,69 IC 95%=0,17- 2,75 p = 0,73

***Referir a metodologia (4.1.1.a) para a definição.**

Não se registou uma diferença significativa entre a proporção de supervisores com uma pontuação de atitude >41 entre os que receberam a devida atenção dos funcionários superiores e os que não receberam a devida atenção dos funcionários superiores.

5.1.3.9 Associações entre variáveis sócio-demográficas e relacionadas com os serviços selecionadas e as competências auto-percebidas (CP) dos supervisores As associações entre as variáveis seguintes e os conhecimentos dos supervisores foram examinadas na secção seguinte (do Quadro 77 ao Quadro 83). Idade dos supervisores, nível de instrução, tempo de serviço, número de sessões de formação, local de residência, actividades não relacionadas com a supervisão, atenção adequada por parte de funcionários superiores. O ponto de corte para o PC foi considerado como 35, uma vez que era a pontuação mediana (Quadro 59).

Tabela 77- Associação entre a idade dos supervisores e o PC

Variável	Pontuação do PC					Total	
Idade/anos	>35		<35				
	Não	%	Não	%		Não	%
> 45	05	50	22	50		27	100.0
< 45	05	50	22	50		27	100.0
Total	10	100	44	100		54	100.0

X2 = 0,12OR corrigido por Yates= 1 IC 95%=0,25-3,95 p = 0,73

***O ponto de corte para a idade (45 anos) foi adotado por ser a idade média dos supervisores de MCH/FP (ver Quadro 5).**

Não se registou uma diferença significativa entre a proporção de supervisores com uma pontuação de PC >35 entre aqueles cuja idade era superior a 45 anos e inferior a 45 anos.

Tabela 78 - Associação entre o nível de escolaridade dos supervisores e PC

Variável	Pontuação do PC				Total	
Nível de educação	>35		<35			
	Não	%	Não	%	Não	%
>A/L	04	40	22	50	26	100.0
<A/L	06	60	22	50	28	100.0
Total	10	100	44	100	54	100.0

OR=1,5 IC 95%= 0,37-6,06 p = 0,73

Não se registou uma diferença significativa entre a proporção de supervisores com Pontuação PC >35 entre aqueles cujo nível de educação >A/L e <A/L.

Quadro 79- Associação entre o tempo de serviço dos supervisores e o PC

Variável	Pontuação do PC				Total	
Duração do serviço/anos	>35		<35		Não	%
	Não	%	Não	%		
> 10	03	30	19	43.7	22	100.0
<10	07	70	25	56.3	32	100.0
Total	10	100	44	100	54	100.0

OR= 1,77 IC 95%= 0,40- 7,78 p = 0,5

***O ponto de corte para a duração do serviço foi considerado como 10 anos, uma vez que a maioria dos supervisores tinha mais de 10 anos de serviço.**

Não houve diferença significativa entre a proporção de supervisores com pontuação de PC >35 entre aqueles com tempo de serviço > 10 anos e < 10 anos.

Tabela 80- Associação entre o número de sessões de formação e o PC

Variável	Pontuação do PC					Total	
	>35		<35				
N.º de sessões de formação em 2009	Não	%	Não	%		Não %	
<2	02	20	24	55.2		26	100.0
> 2*	08	80	20	44.8		28	100.0
Total	10	100	44	100		54	100.0

OR=4,8 IC 95%= 0,91- 25,23 p = 0,08

***O ponto de corte foi considerado como 2, porque foi o número médio de sessões de formação no ano de 2009.**

Não houve diferença significativa entre a proporção de supervisores com pontuação de PC >35 entre aqueles que tiveram sessões de formação > 2 e menos de 2 anos.

Quadro 81- Associação entre local de residência e PC

Variável	Pontuação do PC				Total	
	>35		<35			
Local de residência	Não	%	Não	%	Não	%
Fora da área do Ministério da Saúde	03	30	17	39.1	20	100.0
Dentro da área de MOH	07	70	27	60.9	34	100.0
Total	10	100	44	100	54	100.0

OU= 1,47 95% CI=0,33-6,37 P=0,73

Não se registou uma diferença significativa entre a proporção de supervisores com uma pontuação de PC >35 entre aqueles cujo local de residência se situa na área do Ministério da Saúde e aqueles que se situam fora da área do Ministério da Saúde.

Quadro 82 - Associação entre actividades não relacionadas com a supervisão e PC

Variável	Pontuação do PC				Total	
	>35		<35			
Actividades não relacionadas com a supervisão*	Não	%	Não	%	Não	%
Sim	02	20	26	59.8	28	100.0
Não	08	80	18	40.2	26	100.0
Total	10	100	44	81.5	54	100.0

OR= 5,78 IC 95%= 1,09- 30,45 p = 0,04

*Ver **metodologia (4.1.1.a) para definição.**

Verificou-se uma diferença significativa entre a proporção de supervisores com uma pontuação de PC >35 entre os que tinham mais actividades não relacionadas com a supervisão e os que tinham menos actividades não relacionadas com a supervisão. **Quando não existem actividades não relacionadas com a supervisão, o PC é elevado.**

Quadro 83-Associação entre a atenção adequada dos funcionários superiores e

PC

Variável	Pontuação do PC				Total	
Atenção adequada por parte dos oficiais superiores*	Não	>35 %	Não	<35 %	Não	%
Não	04	40	19	43.7	23	100.0
Sim	06	60	25	56.3	31	100.0
Total	10	100	44	100	54	100.0

OR= 1,14 95% CI= 0,28- 4,62 p =1

*Referir a metodologia (4.1.1.a) para a definição.

Não se registou uma diferença significativa entre a proporção de supervisores com uma pontuação de PC >35 entre os que tiveram a devida atenção dos funcionários superiores e os que não tiveram a devida atenção dos funcionários superiores.

De acordo com os quadros anteriores (do Quadro 77 ao Quadro 83), só foram encontradas associações estatisticamente significativas entre os CP e **as actividades não relacionadas com a supervisão** (análise bivariada).

5.1.4 Atitudes das PHMM do distrito de Kalutara

5.1.4.1 Distribuição dos supervisores (PHMM) do distrito de Kalutara por factores sócio-demográficos e relacionados com os serviços

O quadro 84 mostra a distribuição dos factores sócio-demográficos e relacionados com os serviços entre as PHMM do distrito de Kalutara.

Quadro 84 - Distribuição dos supervisores (PHMM) do distrito de Kalutara por factores sócio-demográficos e relacionados com os serviços

Variável	Frequência N=288	%
Idade em anos		
<45	144	50.0%
>45	144	50.0%
Idade média+DP	45,0±10,8 anos	
Etnia		
cingalês	288	100.0%
Religião		
Budista	288	100.0%
Nível de educação		
Grau 6-10	102	35.3%
Aprovado em GCE(O/L)	186	64.7%
Estado civil		

Solteira e viúva	110	38.2%
Casado	178	61.8%
Serviço como supervisor		
< 10 anos	25	8.8%
>10 anos	263	91.2%
Média±SD	16.3.±8.8	

Idade em anos
A idade média dos PHMM era de 45 anos (DP=10,8 anos).
Etnia
Todos os PHMM eram cingaleses.
Religião
Todos os PHMM eram budistas.
Nível de educação
A maioria (64,7%; n=186) obteve aprovação no GCE (O/L) pela primeira vez.
Estado civil
A maioria (61,8%; n=178) dos PHMM era casada.
Serviço como supervisor
A maioria (91,2%; n=263) dos PHMM tinha mais de 10 anos de serviço.
Atitudes das PHMM no distrito de Kalutara
O Quadro 85 mostra o padrão das classificações das atitudes das PHMM do distrito de Kalutara.
Quadro 85-Atitudes das PHMM do distrito de Kalutara

Pontuação da atitude (em 100)	N.º de PHMM	Percentagem%
21-26	20	7.0
27-32	29	10.15
33-38	114	39.35
39-44	46	16.05
45-50	75	26.05
*51-56	00	0.00
57-62	04	1.4
63-100	00	00
Total	**288**	**100.0**

- Mais de 50% da pontuação representa atitudes positivas e menos de 50% da pontuação representa atitudes negativas. Cinquenta por cento representa atitudes neutras.

Cinco áreas PHMM estavam vagas. A pontuação média foi de 38,5. A pontuação mínima foi de 21 e a máxima de 62. De acordo com a Tabela 86, a maioria dos PHMM (98,6%) tinha um conjunto de atitudes negativas em relação à supervisão. Apenas 1,4% dos supervisores tinham atitudes positivas em relação à supervisão. A distribuição da percentagem de PHMM que responderam a cada item da escala de atitudes é apresentada na Tabela 85.

Quadro 86- Atitudes do PHMM em relação à supervisão

Componentes da atitude	Strongl	Ligeiro 'linran	Undeci	Ligeiramente	Strongl
A supervisão dificulta a desempenho dos profissionais de saúde.	40.5	23.5	10.3	23.1	2.6
Uma supervisão de qualidade é melhor do que supervisão mais frequente.	9.6	24.6	20.7	21.5	23.6
Os supervisores devem, em primeiro lugar, atualizar os seus conhecimentos.	0.9	19.9	24.3	12.8	42.1
Os supervisores têm uma abordagem punitiva em relação aos supervisados.	44.7	32.4	1.5	21.1	0.3
Supervisores	3.1	5.7	24.6	33.7	32.9

Deve ser suficientemente competente para efetuar a supervisão.					
Os supervisores devem ser informado antes de um visita de controlo.	16.6	35.7	00	24.1	23.6
Os administradores devem supervisionar os supervisores.	3.5	5.3	28.8	32.7	29.7

Os supervisores devem ter autoridade para resolver os problemas.	4.2	27.8	5.7	5.7	56.6
Os supervisores experientes não precisam de ser supervisionados com frequência.	43.7	30.9	12.2	11.7	1.5
Antes de	0.4	4.1	50.8	12.6	32.1

supervisão, as necessidades de serviço dos supervisores devem ser abordado.					
Os supervisores devem ter atitudes positivas em relação aos supervisados.	3.6	12.5	23.1	34.1	26.7
O supervisor não deve dar feedback imediato aos supervisados.	20.5	23.1	26.7	20.1	9.6
O relatório de supervisão deve ser transmitido após cada visita de controlo.	23.6	3.5	1.5	32.1	39.3
Pontos fortes e pontos fracos dos supervisados	5.5	3.2	12.6	34.3	44.4

deve ser destacados num relatório de supervisão.					
Sinto-me castigado quando um supervisor faz uma visita desinformada.	23.6	21.2	30.6	13.2	11.4
Os supervisores devem atuar como amigos dos supervisores.	4.3	13.6	12.2	34.3	35.6
Os supervisores não devem ser responsabilizados por público.	10.7	30.1	17.3	18.4	23.5
A supervisão foi muito benéfica para a minha carreira.	5.8	3.1	28.1	28.4	34.6
A supervisão frequente é uma dor de cabeça.	39.1	28.8	23.7	1.8	6.6
No local formaçãopor	14.3	26.3	3.6	23.7	32.1

os supervisores são uma grande ajuda para os supervisores.					

Os supervisados devem receber o calendário de supervisão no início do ano.	14.2	6.4	12.5	43.2	23.7

5.1.4.2 Associação entre as atitudes dos supervisados e as variáveis sociodemográficas selecionadas

Tabela 87 - Associação entre as atitudes dos supervisados e a idade

Variável		Atitude		núcleo	Total	
Idade/anos*	> 3	8.5	<	38.5		
	Não	%	Não	%	Não	%
> 45	80	64.0	64	39.04	144	100.0
<45	45	36.0	99	60.96	144	100.0
Total	125	100.0	163	100.0	288	100.0

$$X2 = 17,32 \ OR=0,36 \ IC \ 95\%=0,23\text{-}0,59 \ p = < 0,0001$$

*O ponto de corte foi considerado como 45 anos, dado ser o valor médio dos supervisores (PHMM) (Quadro 85).

Quando a idade é < 45 anos, a pontuação da atitude é baixa.

Quadro 88 - Associação entre as atitudes dos supervisores e o nível de escolaridade

Variável	Pontuação da atitude				Total	
Nível de educação	>38.5		< 38.5			
	Não	%	Não	%	Não	%
Grau 6-10	56	44.8	46	28.06	102	100.0
Aprovado no GCE(O/L)	69	55.2	97	71.96	186	100.0
Total	125	100.0	163	100.0	288	100.0

$$X2 = 4,51 \ OR=0,58 \ IC \ 95\%= 0,36\text{-}0,96 \ p = 0,03$$

Existe uma associação significativa entre o nível de escolaridade do 6º ao 10º ano e as atitudes dos supervisores. **Quando o nível de escolaridade é mais elevado, a pontuação da atitude é baixa.**

Quadro 89- Associação entre a atitude dos supervisores e o estado civil

Variável	Pontuação da atitude				Total	
Estado civil	>38.5		<38.5			
	Não	%	Não	%	Não	%
Solteiro/divorciado	70	56.0	40	24.4	110	100.0
Casado	55	44.0	123	75.6	178	100.0

Total	125	100.0	163	100.0	288	100.0

$\%^2 = 29,6$ OR= 0,25 95% CI=0,16-0,42 p =<0,0001

Existe uma associação significativa entre as atitudes positivas dos supervisados e o estado civil (solteiro/viúvo). **Quando os supervisores são casados, a pontuação da atitude é baixa.**

Quadro 90- Associação entre o serviço como supervisado e as atitudes dos supervisados

Variável	Pontuação da atitude				Total	
	> 38.5		<38.5			
Serviço como PHM*	Não	%	Não	%	Não	%
<10 anos	05	4.0	20	12.2	25	100.0
> 10 anos	120	96.0	143	87.8	263	100.0
Total	125	100.0	163	100.0	288	100.0

X2 =6,1 OR= 3,35 IC 95%= 1,22- 9,21 p= 0,01

* O valor de corte foi considerado 10 anos, uma vez que a maioria dos PHMM tinha mais de 10 anos de serviço (Quadro 90).

Existe uma associação significativa entre as atitudes dos supervisores e o tempo de serviço como PHM <10 anos. **Quando a duração do serviço é <10 anos, a pontuação da atitude é elevada.**

Análise de regressão logística

Foi efectuada uma análise de regressão logística multivariada que incluiu todas as variáveis testadas na análise bivariada acima referida (Tabela 91).

Tabela 91 - Análise de regressão logística

Variáveis independentes	Coeficiente	SE	P⁻ valor	OU	95% C.I.	
					Inferior	Superior
Idade em anos >45	0.59	0.24	0.01	0.35	0.33	1.54
Nível de educação Grau 6-10	0.79	0.36	0.03	0.61	0.56	4.50
Estado civil Solteiro	0.64	0.23	0.01	0.31	0.23	2.97
Serviço como PHM <10 anos	0.89	0.30	0.001	3.44	1.35	4.38

De acordo com a Tabela 91, as variáveis (*idade em anos>45, nível de escolaridade do 6° ao 10° ano, estado civil e tempo de serviço*) apresentaram associações estatisticamente significativas com a atitude dos supervisores.

5.2 Fase 11

5.2.1 Avaliação da eficácia da intervenção

A intervenção teve um carácter educativo e foi levada a cabo pelo IP. A intervenção foi dirigida ao PHNSS do distrito de Kalutara. A intervenção foi levada a cabo num workshop de 2 dias realizado no auditório do Gabinete do Ministério da Saúde de Panadura. Os PHNSS foram acompanhados durante 6 meses após a data do workshop.

Quadro 92- Caraterísticas do PHNSS

Variável	Área de intervenção (N=24)	Controlo Área (N=35)	Significado
Idade em anos <45 >45 Idade média±SD	12(50.0%) 12(50.0%) 42,0±10,9 anos	16(46.8%) 19(53.2%) 45,3±8,4 anos	x^2 =0,1, p=0,7
Etnia cingalês	24 (100.0%)	35 (100.0%)	**
Religião Budista	24 (100.0%)	35 (100.0%)	**
Nível de educação Não aprovado no GCE(A/L) Aprovado no GCE(A/L)	09(37.3%) 15(62.7%)	10(28.2%) 25(71.8%)	P=1 (FET)**
Estado civil Solteira e viúva Casado	01(4.97%) 23(95.03%)	01 (06.6%) 34(93.4%)	p=1(FET)**
Serviço como PHNS < 10 anos >10 anos Média±SD	02(7.8%) 22(92.2%) 17.3±8.4	02(5.7%) 33(94.3%) 17.4±7.3	P=1 (FET)**

** FET= Teste Exato de Fisher

5.2.2 Caraterísticas selecionadas de PHNSS em IA e CA (Quadro 92)

Idade

Não houve diferença significativa (p=0,92) entre a proporção de PHNSS da AI e da AC em relação à idade. A média de idade dos PHNSS na AI e no AC foi de 42,0 (DP=10,9) anos e 45,3 (DP=8,4) anos, respetivamente.

Estado civil

A maioria das PHNSS na AI (57,8%; n=14) e na AC (93,4%; N=33) era casada na altura do inquérito. A diferença nas proporções foi estatisticamente significativa (p=0,006).

Etnia e religião

Todos os PHNSS, tanto na AI como na AC, eram budistas cingaleses.

Nível de educação

A proporção de PHNSS que obtiveram aprovação no GCE/AL foi maior entre os CA (62,7%; n=15) do que nos IA (71,8%; n=25). Não se registou qualquer diferença estatisticamente significativa (p=0,64).

Factores relacionados com os serviços

A média de tempo de serviço na AI foi de 17,3 (DP=8,4) e no AC de 17,4 (DP=7,3) anos. Não houve diferença significativa (P=0,31) em relação ao tempo de serviço dos PHNSS na AI e na AC.

5.2.3 Eficácia da intervenção entre os PHNSS

Todas as pontuações percentuais medianas da AI antes da intervenção eram inferiores às da AC. Na pós-intervenção, todos os itens, bem como a pontuação global, mostraram uma melhoria significativa apenas na AI (p<0,001).

Todas as pontuações de qualidade total revelaram uma melhoria estatisticamente significativa na AI em comparação com a AC, juntamente com a pontuação global das competências auto-percebidas (p<0,001).

Na comparação das pontuações de conhecimentos pré e pós-intervenção no âmbito da AI, observou-se que as pontuações pós-intervenção eram significativamente mais elevadas em todos os itens. No entanto, foi observada uma melhoria estatisticamente significativa no CA também em relação aos itens de descrição da supervisão-1 (0,01), conhecimentos sobre métodos de supervisão (0,05), conhecimentos sobre princípios de supervisão de apoio. Embora o grupo de controlo também tenha obtido pontuações mais elevadas para a descrição da supervisão-2, conhecimento dos horários de supervisão, conhecimento da frequência das visitas de supervisão, conhecimento das listas de verificação de supervisão, conhecimento da preparação, conhecimento do feedback durante uma visita de supervisão, estas diferenças não foram estatisticamente significativas. A melhoria do conhecimento geral IA foi altamente significativa (p=<0,001), enquanto que a do CA não foi significativa (p= 0,1).

Todas as pontuações percentuais medianas das atitudes pré-intervenção do IA foram superiores ou iguais às do CA, com exceção da afirmação "os supervisores devem tentar melhorar os seus conhecimentos em matéria de supervisão", para a qual o CA obteve uma pontuação mais elevada. A pontuação mediana para a atitude "os supervisores devem agir como amigos dos supervisados" foi zero no IA e -50 no CA e teve uma diferença estatisticamente significativa (p < 0,001) entre os dois grupos. Na pós-intervenção, todos os itens, bem como a pontuação global, mostraram uma melhoria significativa apenas na AI.

Todas as pontuações da atitude revelaram uma melhoria estatisticamente significativa na AI em comparação com a AC, juntamente com a pontuação global da atitude (p<0,001 e p=0,09, respetivamente). Todas as pontuações percentuais medianas da AI antes da intervenção eram superiores ou iguais às da AC. Na pós-intervenção, todos os itens, bem como a pontuação global, revelaram uma melhoria significativa apenas na AI (p<0,001).

Todas as pontuações das competências auto-percebidas revelaram uma melhoria estatisticamente significativa na AI em comparação com a AC, juntamente com a pontuação global das competências auto-percebidas (p<0,001 e p=0,07, respetivamente).

Tabela 93 - Comparação entre os resultados da qualidade total, conhecimentos, atitudes e competências auto-percebidas dos PHNSS da AI e da AC na pré e pós-intervenção

		Pontuação percentual		
		Pré-intervenção Significado		Pós-intervenção Mediana
		Área z	Mediana p	
TQS	IA	37.5		86
	5.09	<0.001		
	CA	40		41
	1.68	0.09		
Conhecimentos	IA	39..5		77
	5.09	<0.001		
	CA	41		42.5

	1.68	0.1	
Atitudes	IA	39	86
	5.09	**<0.001**	
	CA	40	38.5
	1.68	0.09	
Competências auto-percebidas	IA	34	71
	5.09	**<0.001**	
	CA	35	35.5
	1.68	0.04	

Tabela 94 - Comparação dos resultados pré e pós da Qualidade Total, conhecimentos, atitudes e competências auto-percebidas dos PHNSS entre a Área de Intervenção (AI) e a Área de Controlo (AC).

	Pré-intervenção IA CA Mediana Mediana Valor p		Pontuação percentual Pós-intervenção CA IA Mediana p Valor mediano		
TQS	37.5 40	**<0.001**	40	0.27	87
Conhecimento	39.5 42.5	**<0.001**	41	0.27	77
Atitudes	39 38.5	**<0.001**	40	0.27	87
Competências auto-percebidas	34 35.5	**<0.001**	35	0.27	71

5.2.4 Eficácia da intervenção entre as PHMM

5.2.4.1 Caraterísticas selecionadas das PHMM na AI e na AC (quadro 95)

Idade

Não houve diferença significativa (p=0,76) entre a proporção de PHMM da AI e da AC em relação à idade. As idades médias das PHMM na AI e na AC foram de 42,0 (DP=10,8) anos e 45 (DP=7,4) anos, respetivamente.

Estado civil

A maioria das PHMM na AI (61,8%; n=178) e na AC (88,4%; N=443) era casada na altura do inquérito. A diferença nas proporções foi estatisticamente significativa (p<0,001).

Etnia e religião

Todos os PHMM, tanto na AI como no CA, eram budistas cingaleses.

Nível de educação

A proporção de PHMM que passaram no GCE/OL foi maior entre os CA (69,8%; n=350) do que nos IA (64,7%; n=186). Não se registou uma diferença estatisticamente significativa (p=0,64).

Factores relacionados com os serviços

O tempo médio de serviço na AI foi de 16,3 (DP=8,4) e no AC de 17,4 (DP=7,3) anos. Não houve diferença significativa (P=0,49) em relação ao tempo de serviço do PHMM na AI e na AC.

Quadro 95- Distribuição das PHMM das zonas de intervenção (AI) e de controlo (AC) por factores sócio-demográficos e relacionados com os serviços

Variável	Área de intervenção	Controlo Área	Significado
	(N=288)	(N=501)	
Idade em anos			
<45	144(50.0%)	245(48.8%)	$\%^2$ =0,09,
>45	144(50.0%)	256 (51.2%)	p=0.76
Idade média±SD	45,0±10,8 anos	45,3±7,4 anos	
Etnia			
cingalês	288 (100.0%)	501 (100.0%)	**
Religião			
Budista	288 (100.0%)	501 (100.0%)	**
Nível de educação			
rade 6-10	102 (35.3%)	151 (30.2%)	X2 =2.34
Aprovado no GCE(O/L)	186 (64.7%)	350(69.8%)	p=0.1
Estado civil			
Solteira e viúva	110 (38.2%)	58(11.6%)	X2 =77.3
Casado	178 (61.8%)	443(88.4%)	p<0.0001
Serviço como PHM			
< 10 anos	25 (8.8%)	51 (10.2%)	x^2 =0,47
>10 anos	263 (91.2%)	450 (89.8%)	p=0.49
Média±SD	16.3±8.4	17.4±7.3	

5.2.4.1 Comparação das atitudes em matéria de supervisão entre os PHMM dentro e entre a AI e a AC na avaliação pré e pós-intervenção Pré e pós-intervenção

Todas as pontuações percentuais medianas da atitude pré-intervenção do IA foram superiores ou iguais às do CA, exceto a afirmação "Os supervisores devem atualizar primeiro os seus conhecimentos", para a qual o CA teve uma pontuação mais elevada. A pontuação mediana para a atitude "Os supervisores experientes não precisam de ser supervisionados frequentemente" foi zero no IA e -50 no CA e teve uma diferença estatisticamente significativa (p < 0,001) entre os dois grupos. Na pós-intervenção, todos os itens, bem como a pontuação global, mostraram uma melhoria significativa apenas na AI.

Todas as classificações de atitude revelaram uma melhoria estatisticamente significativa na AI em comparação com a AC, juntamente com a classificação geral da atitude (p<0,001 e p=0,08, respetivamente)

Tabela 96* - Comparação das atitudes pré e pós-intervenção sobre supervisão entre os PHMM dentro e entre a Área de Intervenção (AI) e a Área de Controlo (AC)

Na AI e na AC	Pontuação percentual Pré-intervenção IntervençãoIntervençãoÁrea de significânciaMediana		Correio Mediana
	z	p	
	IA 5.09 CA 1.68	37.5 <0.001 40 0.09	86 41
Entre IA e CA	Pré-intervenção p	Intervençãop	Correio
	IA IA 37.5 41	CA 400.27 <0.001	CA 86

Capítulo 6

6 Discussão

A supervisão constitui um apoio fundamental para a prestação de serviços de saúde. Apesar do reconhecimento da importância da supervisão na gestão dos recursos humanos para os cuidados de saúde, a "promessa" da supervisão não é frequentemente cumprida nos sistemas de saúde dos países em desenvolvimento. A supervisão ainda tende a enfatizar a inspeção e o controlo por parte de supervisores externos, que muitas vezes acreditam que os trabalhadores são naturalmente desmotivados e necessitam de controlos rigorosos para terem um desempenho adequado (Bowles e Young 1999).

O impulso para a descentralização e desconcentração da função de gestão dos cuidados de saúde em muitos países realça a importância da supervisão. Quando a responsabilidade da supervisão e da direção técnica é transferida do nível central para os níveis inferiores do sistema de prestação de serviços de saúde, estes níveis inferiores têm frequentemente uma grande necessidade de reforçar as suas capacidades para poderem desempenhar o seu papel alargado.

Este estudo foi efectuado no distrito de Kalutara, na Província Ocidental. Em grande medida, as conclusões podem ser generalizadas à província. Com a alteração 13th da Constituição do Sri Lanka e a implementação da lei do Conselho Provincial, a responsabilidade pela prestação de cuidados de saúde pertence agora aos Ministérios da Saúde dos Conselhos Provinciais (Gazette Sri Lanka

Assim, os resultados relevantes para uma determinada província, que têm implicações úteis, poderiam dar um contributo significativo a nível provincial.

Dos três distritos da Província Ocidental, Kalutara foi selecionado propositadamente para o estudo devido à familiaridade da área com o IP, o que facilitou a implementação do estudo.

6.1 Cobertura do controlo

A subcomponente 1 é constituída pelas subcomponentes 1a e 1b. A subcomponente 1a descreveu a cobertura da supervisão por cada categoria de pessoal de supervisão. A subcomponente 1b avaliou a cobertura dos supervisores (PHMM).

Subcomponente 1a

Trata-se de um estudo transversal. Sabe-se que fornece informações sobre a situação existente e que se assemelha a uma imagem "instantânea" de uma determinada situação num determinado momento. Uma análise mais aprofundada, através da descrição do estado/condição de saúde em termos de quem, onde e quando; os estudos transversais descritivos ajudariam a gerar hipóteses que podem ser testadas através de uma conceção analítica (Abramson & Abramson 1999).

A cobertura de supervisão comunicada pelos supervisores dos gabinetes dos ministérios da saúde foi calculada com base nos dados registados no formato C (**Anexo V**) nos gabinetes dos ministérios da saúde. A cobertura real foi calculada enumerando os relatórios de supervisão apresentados aos gabinetes do Ministério da Saúde na altura do estudo.

A cobertura comunicada das supervisões pelo PHNSS foi de 56,6% em 2009. A cobertura efectiva foi de 6,3% em 2009. A cobertura comunicada do único SPHM incluído no estudo foi de 30% e a cobertura efectiva foi de 4,1%. A cobertura comunicada da supervisão do MOOH do distrito de Kalutara foi de 24,7% e a cobertura efectiva da supervisão foi de 1,7%. A cobertura comunicada da supervisão do AMOOH do distrito de Kalutara foi de 9,0% e a cobertura efectiva da supervisão foi de 1,0%.

A cobertura comunicada pelos supervisores dos gabinetes dos RDHS foi calculada utilizando os dados registados na Declaração Trimestral de Saúde Materna (**Anexo VII**) e no Formato C (**Anexo V**). Os dados do RDHS, DRDHS foram obtidos dos seus Programas Avançados para o ano de 2009 no gabinete do RDHS. A cobertura real também foi obtida através da contagem dos relatórios de supervisão no gabinete do RDHS. Em todas as categorias de supervisores, a cobertura comunicada foi superior à cobertura efectiva.

De acordo com as fórmulas apresentadas na metodologia (), deve ser tomado em consideração o número de visitas de controlo previstas. Esta frequência prevista de visitas de supervisão para cada categoria de supervisor é recomendada de acordo com as respectivas listas de tarefas (**Anexo 11**) e com o parecer da FHB à data do presente estudo.

No presente estudo, a cobertura efectiva foi calculada tendo em conta o número de visitas de supervisão que foram objeto de relatórios de supervisão. De acordo com os resultados, em todas as categorias de pessoal de supervisão, a cobertura efectiva foi muito baixa em comparação com a cobertura comunicada, o que foi estatisticamente significativo. Estas conclusões devem-se ao facto de alguns supervisores poderem redigir relatórios de supervisão mas não os apresentarem às autoridades competentes em tempo útil; os relatórios de supervisão apresentados poderem ter sido extraviados nos gabinetes do MOOH/RDHS; ter sido efectuada uma visita de supervisão mas não ter sido redigido qualquer relatório de supervisão; as visitas de supervisão não terem sido efetivamente realizadas pelos funcionários, mas apenas falsamente registadas como uma visita realizada no formato C. As causas prováveis da baixa cobertura real da supervisão, bem como da baixa taxa de apresentação de relatórios de supervisão, não foram exploradas neste estudo e seria necessário realizar investigação futura a este respeito.

Num estudo transversal realizado na Geórgia, verificou-se que a cobertura comunicada era superior à cobertura real entre os trabalhadores voluntários da saúde (VHW). O número total de VHWs era de 1123. (Valddez 1990) Seguiram uma metodologia semelhante para calcular a cobertura de supervisão. As visitas de supervisão previstas eram de dez visitas por mês para o supervisor. As causas subjacentes a esta diferença foram a apresentação inadequada de relatórios de supervisão (35%), o extravio de relatórios de supervisão (57%) e dados incorrectos introduzidos em documentos relevantes (8%).

Este facto demonstra a necessidade de redigir e apresentar o relatório de supervisão à autoridade competente em tempo útil. O relatório de supervisão é o documento oficial utilizado para dar feedback após a visita de supervisão ao supervisionado, bem como às autoridades superiores. O relatório apresenta comentários que devem estar relacionados com a tarefa, ser motivadores, orientados para a ação e construtivos. Apresenta também o plano de ação acordado entre o supervisor e o supervisionado. A falta de apresentação de relatórios de supervisão pode dever-se a: formação insuficiente dos supervisores sobre a redação de relatórios de supervisão, atitudes desfavoráveis dos supervisores e carga de trabalho dos supervisores, etc.

O relatório de supervisão é uma componente essencial do processo de supervisão da MCH. A apresentação atempada dos relatórios de supervisão aos administradores e supervisores relevantes aumentaria o efeito da supervisão. Foi identificado que a formação insuficiente, as atitudes desfavoráveis e a carga de trabalho dos supervisores resultaram numa diminuição da taxa de apresentação de relatórios de supervisão (Bresnen 2002). A cobertura relatada e a cobertura efectiva dos supervisores do gabinete RDHS foram ambas superiores à cobertura relevante dos supervisores dos funcionários do MOOH, o que foi estatisticamente significativo (Tabela 12). As razões para esta discrepância não são claras.

Num estudo transversal realizado em França em 1985, verificou-se que a cobertura de supervisão dos supervisores dos serviços distritais principais era mais elevada do que a dos supervisores regionais nas unidades de saúde secundárias. Os investigadores mostraram no seu estudo que as causas desta diferença eram a redução da carga de trabalho, taxas mais elevadas de apresentação de relatórios de supervisão e competências mais avançadas em matéria de gestão do tempo entre os supervisores dos serviços principais (Alex & Peter 1987).

Subcomponente 1b

Tratou-se de um estudo descritivo transversal, uma vez que o objetivo era obter uma avaliação da cobertura dos supervisados (PHMM) pelos supervisores.

De acordo com o quadro 16, entre as 288 PHMM do distrito de Kalutara, 95 PHMM nunca foram supervisionadas por nenhum oficial de supervisão em 2009. Sessenta e nove PHMM (23,2%) foram supervisionados apenas uma vez em 2009. Apenas 6,7% (20 PHMM) foram supervisionados > 3 vezes em 2009. O número máximo de supervisões efectuadas a um determinado supervisado foi de cinco visitas por ano. No entanto, é necessário efetuar pelo menos duas visitas por ano a cada estabelecimento de saúde (Procter 1986). Ao planear o horário, é importante que haja tempo suficiente disponível, pois pode levar 2 horas ou mais para satisfazer as necessidades de uma única visita (Procter 1986). Este requisito só foi cumprido por 41,7% das PHMM neste estudo (Tabela 16).

Para calcular as supervisões efectuadas pelo PHMM no ano de 2009, foram tidos em consideração os relatórios de supervisão, bem como os documentos (tal como descritos acima) rubricados pelos agentes de supervisão. Esses documentos foram utilizados para validar cada visita de supervisão. Se apenas fossem considerados os relatórios de supervisão para validar as visitas de supervisão, a cobertura de supervisão acima referida (submetido pelo PHMM) teria sido muito inferior, tal como demonstrado no subcomponente 1a. Esta metodologia também envolve várias limitações, tais como: um supervisor pode muito bem colocar a sua assinatura nesses documentos quando está numa visita de não supervisão. Nesse caso, seria contabilizada como uma visita de supervisão. Além disso, o supervisor pode esquecer-se de rubricar os documentos depois de uma visita de supervisão devidamente paga, etc.

Não existiam critérios/normas claros para determinar a adequação das visitas de supervisão efectuadas por um agente de supervisão a um determinado supervisionado. Por conseguinte, apenas foram considerados valores provisórios para descrever a cobertura das supervisões efectuadas pelo PHMM. Como não existem critérios técnicos claros para classificar oficialmente o desempenho das PHMM, é difícil tirar conclusões sobre a adequação da cobertura da supervisão efectuada pelas PHMM. É iminente desenvolver critérios para categorizar cada profissional de saúde com base no seu desempenho. Se estivessem disponíveis, teria sido muito mais fácil para os supervisores alterar a frequência da supervisão com base no desempenho do supervisado. A cobertura da supervisão tornar-se-ia então mais comparável entre as diferentes áreas de saúde do Sri Lanka. É difícil comparar a cobertura da supervisão quando não existem critérios claros para classificar o desempenho do supervisado (Alexi 2000).

Na metodologia de cálculo da cobertura dos supervisores não foram tidos em conta os seguintes factores no presente estudo: dificuldade da área de saúde, disponibilidade de um número adequado de supervisores em cada área de saúde, actividades concorrentes não relacionadas com a supervisão, problemas dos supervisores relacionados com os serviços, etc. As visitas de supervisão devem ser regulares e suficientemente frequentes para prestar o apoio necessário e para identificar e resolver os problemas antes de estes terem um impacto significativo. O pessoal que foi identificado como tendo problemas deve ser visitado com frequência, uma vez que pode ser prestada a orientação necessária. O pessoal que recebeu recentemente formação necessita frequentemente de visitas mais frequentes. As condições climatéricas prevalecentes também teriam um impacto significativo na frequência da supervisão em determinadas áreas geográficas (Frank 1986). Ao desenvolver critérios para avaliar o desempenho dos supervisados e a cobertura dos supervisados, os factores acima referidos devem ser devidamente tidos em conta.

A dificuldade das áreas de saúde, a adequação do número de supervisores no serviço, a carga de trabalho dos supervisores e os problemas relacionados com o serviço dos supervisores têm um impacto direto na cobertura dos supervisados (Drudstel 1988).

Associação entre variáveis sócio-demográficas e relacionadas com os serviços e a cobertura de supervisão

A força das variáveis sócio-demográficas/relacionadas com os serviços selecionados e a cobertura da supervisão foi avaliada calculando os rácios de probabilidades com os respectivos intervalos de confiança de 95%.

As variáveis que se revelaram significativas na análise bivariada (Quadros 14 a 21) foram a idade, os conhecimentos, o número de sessões de formação, o nível de habilitações, o local de residência, as actividades não relacionadas com a supervisão e a atenção adequada por parte de funcionários superiores.

Eventos de supervisão em relação ao tempo total de serviço no ano de 2009

Nesta parte do estudo, de acordo com o Quadro 26, o total de eventos de supervisão efectivos foi de 210. Nesta parte, um relatório de supervisão disponível foi considerado como uma supervisão efectiva (evento).

Os SPHM, cuja principal função é a supervisão das PHMM, registaram apenas 1,9% do tempo total de serviço para supervisão. Com exceção dos RDHS, DRDHS e MOMCH, os outros supervisores de SMI dedicaram percentagens comparativamente muito baixas do tempo de serviço à supervisão, de acordo com a Tabela 26. Estes dados podem evidenciar a sobrecarga de actividades não relacionadas com a supervisão e/ou a menor prioridade dada pela maioria dos supervisores da SMI à supervisão. Esta área necessita de mais investigação para esclarecer as causas subjacentes a estes valores baixos.

Tempo de ensino sobre supervisão em relação ao tempo total de ensino (duração do curso de formação)

De acordo com a Tabela 27, o curso de formação para SPHM teve a maior percentagem de tempo de ensino sobre supervisão (10%). Os outros supervisores de MCH tiveram menos de 10% da duração total do curso para aprender supervisão nos seus respectivos programas de formação. Isto mostra a pouca importância/prioridade dada ao ensino da supervisão nos respectivos cursos de formação dos supervisores.

6.2 Subcomponente 11

Avaliação das necessidades dos supervisores, opiniões sobre os relatórios de supervisão e qualidade da interação supervisor-supervisado.

Esta subcomponente 11 consistia na subcomponente 11a1 (avaliação das necessidades dos supervisores) e na subcomponente 11a2 (avaliação dos pontos de vista dos supervisores selecionados sobre os relatórios de supervisão). Subcomponente 11b (avaliação da qualidade da interação entre supervisores e supervisandos)

Subcomponente 11a1

Avaliação das necessidades dos supervisores

Tratou-se de um estudo transversal, uma vez que o IP pretendia obter uma visão instantânea das necessidades actuais dos supervisores da SMI/PF.

De acordo com as Tabelas 23, 24 e 25, todos os supervisores precisavam de ter um guia de supervisão oficial e de receber a logística atempadamente. Atualmente, a FHB está a preparar linhas de orientação nacionais sobre a supervisão da SMI. Assim, no futuro, esta necessidade poderá ser bem resolvida. Quando as diretrizes nacionais estiverem em vigor no futuro, o sistema de supervisão será mais uniforme. As conclusões das visitas de supervisão podem também tornar-se comparáveis entre as diferentes áreas de saúde do Sri Lanka quando existirem diretrizes de supervisão oficiais. Os gestores de saúde poderiam ter comparado o desempenho dos supervisores se existissem diretrizes claras.

A insuficiência de oportunidades de formação em serviço em matéria de supervisão foi outra necessidade dos supervisores (7% dos PHNS/SPHM e 17,2% dos supervisores dos gabinetes MOOH/AMOOH e RDHS). Estas carências podem ter implicações na qualidade da supervisão. No presente estudo, a baixa formação salienta o reduzido número de sessões de formação a que os supervisores foram submetidos. A qualidade de cada programa de formação também pode ter implicações nas competências de supervisão. Por isso, ao conceber uma sessão de formação em supervisão, os respectivos gestores de saúde devem ter em conta a qualidade da sessão. O baixo nível de conhecimentos implica que a falta de actividades de formação em serviço e outras actividades de formação não estão adequadamente organizadas no atual sistema de saúde para atualizar os conhecimentos dos supervisores. Idealmente, deveria haver um programa anual para organizar e implementar tais programas. Os gestores de saúde devem considerar esta questão como uma prioridade.

Os supervisores precisavam de ter menos actividades não relacionadas com a supervisão (Quadros 29 e 30). Num estudo realizado para avaliar a carga de trabalho dos PHMM, o pessoal de supervisão era da opinião de que a expansão dos serviços relacionados com a saúde para a família, incorporando uma gama mais vasta de actividades relacionadas com a saúde, é um passo positivo para a promoção da saúde da comunidade, se apenas os PHMM dispusessem de uma área e de uma população 'geríveis' (Estudo sobre a carga de trabalho, Unidade de Investigação de Sistemas de Saúde, Faculdade de Medicina, Universidade de Colombo e Gabinete de Saúde Familiar, Ministério da Saúde 2008). Assim, estes resultados permitem inferir que os supervisores podem preferir alargar as suas funções de supervisão a actividades não relacionadas com a supervisão se lhes for atribuído um número controlável de supervisados e uma área. Os supervisores considerariam que isto ajudaria a melhorar a sua imagem na comunidade, tal como sugerido no estudo anterior. Atualmente, são convocadas reuniões frequentes por diferentes autoridades não sanitárias, nas quais os supervisores devem participar. Estas reuniões aumentam a carga de trabalho desnecessária dos supervisores, criando-lhes dificuldades para cumprirem o seu horário.

As autoridades devem ser imediatamente alertadas para esta questão, uma vez que tal dificultaria o controlo. De acordo com os quadros 29 e 30, alguns supervisores referiram que necessitavam de uma atenção adequada aos problemas relacionados com os serviços (57,8% dos supervisores do PHNS/SPHM e 20,7% dos supervisores dos gabinetes MOOH/AMOOH e RDHS). No sistema de saúde do Sri Lanka, os problemas dos serviços são tratados por ordem hierárquica. Na maior parte das vezes, os problemas não são considerados prioritários pelos respectivos gestores de saúde. Este facto pode dever-se a várias razões:

- Incompetência dos gestores de saúde na gestão dos recursos humanos
- Fraco acompanhamento dos problemas pelos respectivos gestores.
- Recursos disponíveis insuficientes
- Atribuição incorrecta de prioridades aos problemas de serviço.
- Interesses concorrentes das partes interessadas nos serviços de saúde
- Elevada carga de trabalho dos gestores de saúde.

Se os problemas dos trabalhadores do sector da saúde relacionados com os serviços não forem devidamente resolvidos, estes terão tendência a ter más atitudes, o que acabará por conduzir a um desempenho inferior.

Todos os supervisores tinham necessidade de receber a logística a tempo (Quadros 29 e 30). Quando os supervisores não dispõem de logística, isso acaba por afetar gravemente a supervisão.

Subcomponente 11a2
Opinião dos gestores de saúde dos gabinetes do Ministério da Saúde/Serviço Nacional de Saúde sobre os relatórios de supervisão
As frequências de cada opinião foram calculadas e apresentadas (Tabela 26).

A maioria dos gestores de saúde em ambos os gabinetes do MOOH/ RDHS eram da opinião de que o relatório de supervisão deveria ser-lhes enviado o mais rapidamente possível. Atualmente, não existe um prazo estipulado para o envio de um relatório de supervisão devido à falta de diretrizes de supervisão. Assim, o envio do relatório de supervisão é feito ao acaso. A FHB considera que 1-2 semanas são suficientes para a apresentação do relatório.

Para melhorar o sistema de supervisão, é necessário criar uma lista de controlo oficial para garantir a chegada dos relatórios de supervisão. Isto permitiria aos gestores de saúde ver e compreender as recomendações, bem como o plano de ação elaborado. Isto ajudaria a implementar o plano de ação sem problemas. Este facto também ajudaria tanto os supervisores como os supervisados.

A maioria dos gestores de saúde prefere um relatório resumido a um relatório pormenorizado. Atualmente, a apresentação de um longo relatório de supervisão é a prática habitual da maioria dos supervisores. Tendo em conta as actividades de não supervisão tanto dos gestores de saúde como dos supervisores, é oportuno verificar se existe a possibilidade de introduzir um formato para preparar um relatório de supervisão resumido que contenha todas as principais conclusões no formato longo tradicional. O relatório resumido permitiria aos gestores de saúde apreender rapidamente as principais conclusões do relatório de supervisão. Devem ser elaboradas diretrizes nacionais sobre como redigir um relatório resumido. Em seguida, deve ser introduzido um programa de formação para supervisores sobre a preparação de relatórios resumidos. A redação de um resumo requer mais competências do que a redação de um relatório longo (Fink 1995). Assim, seria preparada uma 'formação em serviço' para os supervisores até estes adquirirem as competências necessárias. Este tipo de "relatório sucinto" melhoraria a redação e a apresentação de relatórios e, por sua vez, ajudaria a melhorar o sistema de supervisão.

Todos os gestores de saúde foram da opinião de que é necessário dar feedback. O feedback é essencial para comunicar com o supervisor/supervisado, tanto para o elogiar como para o retificar.

A discussão dos resultados é essencial para melhorar o sistema de supervisão. Mas a discussão foi praticada por 72% dos MOOH e 50% dos diretores de gabinete dos RDHS (Tabela 26). Todos são da opinião de que o feedback escrito é suficiente. Discutir um relatório de supervisão tanto com os supervisores como com os supervisados seria um enorme impulso, pois os gestores de saúde podem usar esta oportunidade para elogiar os pontos fortes e retificar os pontos fracos identificados.

O debate criaria também uma oportunidade para exprimir os pontos de vista dos supervisores e dos supervisandos sobre o aspeto prático do problema identificado. Isto pode levar a uma melhor implementação do plano de ação. Todos os gestores de saúde de ambos os gabinetes do MOOH/RDHS eram da opinião de que deviam ajudar a implementar o plano de ação. A discussão é uma componente essencial para melhorar a implementação do plano de ação.

É interessante ver que cerca de 92% dos diretores dos gabinetes do MOOH e 100% dos diretores dos gabinetes do RDHS expressaram que se sentiam desconfortáveis na interpretação das conclusões dos relatórios de supervisão (Quadro 31). Isto pode dever-se a

- Os relatórios de supervisão podem não ser redigidos de forma clara ou ser demasiado longos.

- Os respectivos gestores de saúde não possuem conhecimentos técnicos de base suficientes para interpretar os dados relativos à saúde apresentados nos relatórios de supervisão.

Este ponto pode ser tomado em consideração. A redação e a interpretação dos relatórios de supervisão são competências básicas essenciais dos gestores de saúde (supervisores) dos gabinetes do MOOH e do RDHS. Para obter o máximo de resultados com a apresentação do relatório, os gestores de saúde devem ter a capacidade de pegar nas conclusões dos relatórios de supervisão. Poderiam ser organizadas sessões de formação em serviço para aperfeiçoar essas competências.

6.3 Qualidade da interação supervisor-supervisado

A qualidade da relação entre o supervisor e o supervisionado é o fator mais importante para uma supervisão eficaz (Procter 1986).

No domínio da qualidade, o primeiro passo para melhorar alguma coisa é medi-la. No entanto, verificou-se que não existiam métodos validados para medir a qualidade da supervisão da SMI. Na ausência de uma medida melhor, a frequência das visitas de supervisão tem sido geralmente utilizada como indicador de qualidade, com a presunção de que mais é melhor. No entanto, este indicador tem falhas. Os investigadores não conseguiram encontrar uma correlação entre o número de visitas do supervisor e o desempenho do supervisado (Remo et al 1993). São necessárias ferramentas para medir diretamente a qualidade da supervisão como primeiro passo para melhorar o desempenho da supervisão.

O objetivo desta componente do estudo era, portanto, duplo:

- Investigar as actuais "interações entre supervisores e supervisados" no distrito de Kalutara.

- Utilizar abordagens participativas para adaptar e testar instrumentos para quantificar e caraterizar a qualidade da supervisão.

Os objectivos específicos desta componente do estudo consistiam em identificar a forma como os supervisores despendem o seu tempo durante as visitas às instalações, avaliar os pontos fortes e fracos dos supervisores na interação com os supervisados e fazer recomendações sobre a forma de melhorar as interações supervisor-supervisado no contexto do Sri Lanka.

Apenas a qualidade dos onze (11) comportamentos selecionados dos supervisores foi avaliada através do método de triangulação e foi-lhe atribuída uma pontuação total de qualidade/TQS (Tabela 30). Uma vez que foi utilizado um método de triangulação para recolher dados relativos à qualidade da supervisão, este ajudou a validar os dados de cada fonte.

Em nenhuma das categorias avaliadas as competências médias excederam 7,7, que era o limiar estabelecido pela equipa de investigação para um bom desempenho. Esta conclusão foi semelhante à do estudo do Zimbabué. Os investigadores do Zimbabué selecionaram 7,7 como limiar. O desempenho variou muito entre

os supervisores. Em todas as categorias, alguns supervisores tiveram um desempenho ligeiramente bom, com pontuações de 5 a 7 na escala de 10 pontos, enquanto outros tiveram um desempenho extremamente fraco, com pontuações tão baixas como 1 ou 2. Esta foi também uma constatação do estudo do Zimbabué. Isto pode dever-se ao facto de alguns supervisores praticarem melhor algumas das competências do que outras.
Isto exige uma intervenção para melhorar estas competências vitais dos supervisores.

Feedback e educação
Dar feedback foi a área de competências mais forte dos supervisores, com uma classificação média de 6,3. O feedback foi o principal mecanismo utilizado pelos supervisores para resolver problemas nos cuidados prestados aos clientes, juntamente com a correção de procedimentos no local e a formação específica.
Foram registados alguns pontos fracos. Dez (41,7%) supervisores não observaram um período de tempo suficiente antes de darem feedback; metade deu feedback excessivo (mais do que podiam absorver razoavelmente) (Quadro 36). Isto significa que o feedback dado não foi útil para os supervisandos. Dez (41,7%) supervisores podem não ter uma ideia correta da situação, uma vez que não observaram um período de tempo suficiente. Este facto pode dever-se ao hábito ou à falta de formação em supervisão.
A presença de observadores pode ter levado alguns supervisores a dar mais feedback do que o normal. Um quarto dos supervisores (n=6) deu apenas feedback verbal, o que significa que os prestadores de serviços não tinham nada a que se referir mais tarde. Este facto também pode estar relacionado com a falta de escrita/submissão de relatórios de supervisão.
As transcrições indicavam que a maioria dos supervisores elogiava uma ou duas vezes durante uma visita, mas muitas vezes de forma fraca e vaga, por exemplo;
"Estou satisfeito com o seu kit de entrega; está em ordem" ou "A sua clínica tem bom aspeto".
Os elogios estavam geralmente relacionados com questões a nível das instalações e não com os cuidados prestados aos clientes. Isto exige uma abordagem mais equilibrada ao elogiar o nível das instalações e as questões relacionadas com os clientes. A maior parte das observações feitas para corrigir os supervisores foram diplomáticas e com tato.
A educação que decorre do feedback foi outra área relativamente forte para os supervisores; recebeu uma classificação média de 5,4. Se esta competência puder ser mais reforçada, o feedback melhorará automaticamente.
Os supervisores forneceram informações exactas e explicações claras quando instruíram os prestadores sobre as lacunas nos seus conhecimentos e competências, e certificaram-se de que os prestadores compreendiam o que ensinavam. Catorze (58,3%) dos supervisores demonstraram competências aos prestadores, e 41,7% deram exemplos concretos quando ensinaram (**Anexo XXVIII** Tabela 37). Apesar de os supervisores se concentrarem na educação, os observadores raramente os viram a consultar manuais ou a realizar formação on - the - job (formação sistemática numa área pré-determinada). Isto também reflecte a fraca preparação do supervisor para essa visita de supervisão específica. Esta área de competências também precisa de ser melhorada.
Discutir e interpretar registos e outros dados é uma extensão natural do processo de dar feedback. Os supervisores tiveram um desempenho relativamente bom nesta área, obtendo uma classificação média de 5,6. No entanto, algumas interpretações feitas sobre os resultados dos dados não foram corretas. A capacidade de interpretação dos dados dos registos é fraca em alguns supervisores. Melhorar esta competência também melhorará o feedback e a educação.

Parceria e resolução de problemas
A construção de uma relação com os prestadores de serviços foi relativamente boa, tendo recebido uma classificação média de 5,5. Na maioria das sessões de supervisão, observou-se que a interação entre supervisores e supervisionados foi cordial, descontraída e cooperativa.
Os supervisores geralmente permitiam que os profissionais atendessem primeiro os clientes e raramente exigiam que os profissionais interrompessem o que estavam a fazer para os atender. As interrupções foram registadas quando o supervisor fez uma visita de supervisão mais curta (**Anexo XXVIII** Tabelas 33/34).
Ocasionalmente, os prestadores de serviços foram incentivados a concentrarem-se especificamente nos seus clientes.
Os supervisores nunca foram observados a falar rudemente com os supervisandos. Os supervisandos não pareciam ter medo de falar ou de responder às perguntas dos supervisores, o que demonstra uma relação cordial entre o supervisor e o supervisando (Anexo XXV111Tabelas 33/34).
Apesar da boa relação entre supervisores e supervisandos, houve pouca parceria ou trabalho de equipa. Os supervisores têm uma classificação de 2,3 na promoção da participação dos supervisandos. Apenas cerca de metade dos supervisores pede a opinião do prestador (supervisado). Dois terços dos supervisores (n=16) não promoveram discussões com os prestadores, um terço (n=8) não fez quaisquer perguntas de sondagem e um

terço (n=8) fez a maior parte da conversa (Anexo XXV111Tabelas 33).
Embora a maioria dos supervisores tenha sido muito articulada na identificação de problemas, especialmente no que se refere à manutenção de registos, materiais, equipamento e procedimentos clínicos, raramente exploraram os problemas do ponto de vista dos prestadores. Menos de metade dos supervisores encorajaram os prestadores a identificar problemas ou a levantar questões e metade não deu tempo aos prestadores para reflectirem sobre os seus problemas. Um terço (n=8) nunca perguntou aos prestadores quais os problemas que tinham, e nenhum deles perguntou aos prestadores se os clientes tinham queixas sobre o serviço (Anexo XXV111/Tabela 34). Quando os supervisores convidaram os prestadores a identificar os problemas, normalmente utilizaram perguntas abertas como "Quais são os problemas que tem?" (no início) e "Quais são os outros problemas?" (no final da sessão de supervisão). Estas perguntas eram superficiais e raramente suscitavam grande participação dos prestadores.
Por vezes, os supervisados levantaram questões e problemas, mas este comportamento foi esporádico e não sistémico - assim, a falta de parceria limitou a capacidade dos supervisores para identificar problemas, que foi classificada como 2,3 em média (Quadro 30).
A resolução de problemas foi uma das áreas mais fracas do processo de supervisão, com uma classificação média de 3,0. Na maioria das vezes, os supervisores tentaram resolver os problemas rapidamente, fazendo recomendações unilaterais, corrigindo um erro ou ensinando o prestador no local. Em geral, os supervisores não adoptaram uma visão mais longa ou abrangente dos problemas identificados, nem tentaram envolver os prestadores na análise dos problemas (**Anexo XXVIII** /Tabela 35).
Os supervisores raramente exploraram a causa de um problema, ponderaram soluções alternativas, desenvolveram um plano de ação para resolver um problema a longo prazo, priorizaram os problemas ou envolveram-se em formação sistemática no local de trabalho. Um quarto (n=6) dos supervisores impôs soluções aos prestadores (**Anexo XXVIII/Tabela 35**). Alguns tentaram, de facto, trabalhar em conjunto com os prestadores para identificar e resolver problemas.
A identificação de problemas e a melhoria da qualidade também podem ter sido enfraquecidas pela falta de discussão dos padrões de serviço. Durante as visitas observadas, os supervisores raramente discutiam o que é um bom serviço e raramente partilhavam ou encorajavam os prestadores a partilhar a sua visão da qualidade.
Continuidade e apoio à melhoria
A falta de continuidade entre as visitas de supervisão foi comum. Os supervisores raramente se referiram às recomendações feitas durante as visitas anteriores, verificaram os progressos alcançados, elaboraram planos de ação para os prestadores implementarem ou mencionaram que planeavam rever os progressos em visitas futuras. A discussão das visitas de supervisão anteriores e seguintes recebeu algumas das classificações mais baixas. Esta fraqueza está relacionada com outras deficiências já assinaladas: a falta de priorização dos problemas, o facto de o feedback não ser registado e a ênfase em soluções limitadas e de curto prazo para os problemas (Quadros 32, 41).
Durante as entrevistas, a maioria dos supervisores foi capaz de apontar áreas em que se registaram progressos e áreas que pioraram. No entanto, raramente mencionaram estas observações aos prestadores durante as sessões de supervisão. Além disso, os supervisores não dispunham de registos de acompanhamento ou de outras provas para apoiar os progressos ou a deterioração que observavam.
Os mecanismos de melhoria contínua da qualidade não estavam institucionalizados e a falta de continuidade dificultava os esforços para melhorar a qualidade dos cuidados prestados aos clientes. Menos de metade dos supervisores discutiam com os supervisados o que era necessário fazer antes da visita seguinte (**Anexo XXVIII**). Apenas alguns informaram os prestadores de serviços sobre as medidas que eles, supervisores, tomariam para ajudar a resolver eventuais problemas. A data da próxima visita raramente foi mencionada. Apenas oito dos supervisores (33,3%) mencionaram qual seria o objetivo da próxima visita.
Os supervisores tiveram dificuldades em gerir o tempo de forma eficaz e em equilibrar diferentes tarefas durante uma visita de supervisão. Isto significa que é necessário formar os supervisores em técnicas de gestão do tempo.
De um modo geral, os supervisores dedicaram uma parte considerável do tempo à identificação dos problemas e a dar feedback, mas quase não dedicaram tempo a ajudar os prestadores a determinar as causas, a explorar soluções alternativas ou a desenvolver um plano de ação para resolver as deficiências. A falta de continuidade entre as visitas significou que foi dada pouca atenção aos problemas endémicos ou de longo prazo.
Embora vários investigadores tenham apelado a uma melhor descrição dos comportamentos e expressões específicos dos supervisores de cuidados de saúde (Ashraf et al 2002), o IP não conseguiu encontrar qualquer metodologia publicada ou não publicada. A utilização de vários métodos de recolha de dados para compreender as interações de supervisão tem vários pontos fortes. Fornece dados qualitativos e quantitativos e permite que os investigadores vejam a mesma interação na perspetiva do prestador, do supervisor, de um observador e do

cliente. As sessões de audiotape podem ser reanalisadas várias vezes para investigar diferentes aspectos da interação.

A dimensão reduzida da amostra desta componente do estudo impõe uma limitação aos resultados. A equipa de investigação observou cada supervisor apenas durante um (1) dia, em grande parte devido a restrições de recursos e de tempo. Teria sido útil observar o mesmo supervisor em várias instalações, para determinar até que ponto o estudo captou as suas interações típicas. Os supervisores que participaram no estudo podem ter tido um desempenho diferente do habitual devido à presença dos observadores e ao facto de terem conhecimento da gravação áudio. Embora o IP tenha enfatizado que os supervisores deveriam conduzir sua supervisão como de costume, é da natureza humana se preocupar em ser observado e gravado em áudio.

A gravação em vídeo do encontro supervisor-supervisado teria ajudado a captar as comunicações não verbais, mas a transcrição e a codificação dos vídeos são mais dispendiosas e complexas do que as gravações em áudio. Além disso, o IP considerou que as gravações em vídeo seriam demasiado intrusivas.

A subjetividade das classificações dos observadores também pode ter enfraquecido o estudo. No entanto, os membros da equipa de investigação receberam uma formação entediante em conjunto antes do estudo para reduzir a subjetividade sob a supervisão do PCC do HEB. No entanto, no pré-teste, verificou-se que um grupo maior causava demasiadas distracções tanto para os supervisados como para os supervisores. A existência de transcrições completas das interações, bem como de um registo detalhado das actividades, serviu para validar os resultados.

Associação entre variáveis sócio-demográficas e relacionadas com os serviços e o Total Quality Score

A força das variáveis sócio-demográficas/relacionadas com os serviços selecionados e o TQS foi avaliada calculando os rácios de probabilidades com os respectivos intervalos de confiança de 95%.

Todas as variáveis não foram significativas na análise bivariada (Quadros 42 a 49). Os intervalos de confiança a 95% tinham uma amplitude relativamente grande, o que reflecte a baixa precisão, que, por sua vez, reflecte a inadequação da dimensão da amostra.

6.4 Componente 11

6.4.1 Conhecimentos, atitudes e competências auto-percebidas dos supervisores

Foi um estudo descritivo, uma vez que o IP queria ter uma imagem dos níveis existentes de CAP dos supervisores. Todos os supervisores do MOOH e do gabinete RDHS do distrito de Kalutara foram selecionados como população de estudo. Uma vez que a taxa de resposta foi de 100%, os resultados podem ser generalizados ao distrito de Kalutara. Os resultados também podem ser aplicados a outros distritos do Sri Lanka, o que reflecte a elevada validade externa do estudo.

A validade de conteúdo foi satisfatória, uma vez que foi efectuada uma análise exaustiva da literatura e foram identificados os principais aspectos do CAP a medir. A validade consensual foi satisfatória, uma vez que os três PCC estavam de acordo. A revisão da literatura e a opinião dos peritos ajudaram a elaborar a componente de conhecimentos do SAQ.

Ao redigir as afirmações de atitude, o IP realizou uma série de entrevistas aprofundadas e identificou as principais áreas de atitudes a considerar. Em seguida, procedeu-se à análise fatorial, tal como descrito na metodologia, para selecionar as afirmações de atitude mais adequadas para compor a escala de atitudes (**Anexo XVIII**).

As competências percebidas foram avaliadas em onze (11) comportamentos favoráveis de supervisão selecionados. A validade de conteúdo foi satisfatória, uma vez que a mesma escala foi utilizada no estudo do Zimbabué (Tavrow et al 2002). A validade consensual foi considerada satisfatória, uma vez que três PCC estavam de acordo de forma satisfatória.

Conhecimento

Na avaliação dos conhecimentos, ambas as categorias (supervisores dos gabinetes do MS e dos SSR) obtiveram notas abaixo da média (Tabela 55). Os supervisores dos serviços do RDHS obtiveram uma pontuação mediana ligeiramente mais elevada do que os supervisores dos serviços do Ministério da Saúde. (Tabela 55). A comparação entre os supervisores dos gabinetes do RDHS e os supervisores dos gabinetes do Ministério da Saúde não foi efectuada devido ao pequeno número de amostras.

Um estudo efectuado na Suécia revelou que 58% dos supervisores de MCH obtiveram uma pontuação abaixo da média de 55 pontos na componente de conhecimentos. A metodologia foi idêntica à do presente estudo (Kremer 1985).

Nenhuma variável sócio-demográfica mostrou associação significativa com o conhecimento dos supervisores na análise bivariada. Embora não tenham sido encontradas associações estatisticamente significativas entre a proporção de PHMM em relação ao tempo de serviço (Quadro 66) e ao local de residência (Quadro 68) e o conhecimento, foram observadas diferenças acentuadas de proporções.

Atitudes
Recorde-se que as atitudes foram classificadas de tal forma que, quanto mais favoráveis fossem, maior seria a pontuação obtida.
As atitudes gerais de ambas as categorias de supervisores (supervisores dos gabinetes do Ministério da Saúde e dos gabinetes dos Serviços Regionais de Saúde) eram negativas em relação à supervisão (Quadro 57), embora os supervisores dos gabinetes dos Serviços Regionais de Saúde tivessem obtido uma classificação ligeiramente superior. No estudo efectuado na Escócia, verificou-se uma diferença semelhante entre os supervisores dos serviços de saúde principais e dos serviços de saúde regionais. Foi seguida a mesma metodologia no estudo (Kerk 2005).
De acordo com as tabelas (da Tabela 71 à Tabela 77), não foram encontradas associações estatisticamente significativas entre as atitudes e as variáveis sócio-demográficas e relacionadas com os serviços selecionadas (análise bivariada). Apesar de nenhuma variável se ter tornado significativa, a proporção de supervisores em relação a certas variáveis registou uma diferença acentuada, como o local de residência (Quadro 75). Independentemente das competências ou dos conhecimentos do trabalhador do sector da saúde, as atitudes negativas produzirão um baixo rendimento do trabalho.

Competências auto-percebidas (PC)
Na avaliação das competências auto-percebidas, todas as pontuações medianas foram semelhantes (20) entre os supervisores dos gabinetes do MISAU e os supervisores dos gabinetes dos SSR. Isto significa que ambas as categorias de supervisores tinham o mesmo nível de competências auto-percebidas (Tabela 59).
Apenas as actividades não relacionadas com a supervisão foram significativamente associadas ao PC na análise bivariada.

6.5 Atitudes dos supervisores
Este estudo foi descritivo e transversal, uma vez que o objetivo do estudo era avaliar as atitudes dos supervisores (PHMM) no momento do estudo.
A mediana da pontuação da atitude foi de 38,5 em 100. Os PHMM do distrito de Kalutara estavam a ter atitudes negativas em relação à supervisão (98,6%) (Quadro 86). Isto pode dever-se a várias razões, tais como a má qualidade das interações entre supervisores e supervisados, os fracos resultados das visitas de supervisão, os problemas de serviço prevalecentes entre os PHMM, a elevada carga de trabalho dos PHMM, etc., o que requer mais investigação.
Um inquérito sobre atitudes realizado na Turquia revelou um padrão de atitude moderadamente negativo entre os supervisados relativamente à supervisão. Os supervisados eram um grupo de Agentes Comunitários de Saúde (n=65) (Jit 2007).
Num estudo transversal realizado no Chile, os trabalhadores comunitários de saúde manifestaram atitudes negativas em relação ao processo de supervisão e aos supervisores. Utilizaram a mesma escala de Likert para medir as atitudes que no presente estudo (Michico et al 1982).
Outro estudo transversal realizado no Vietname também revelou atitudes moderadamente negativas em relação à supervisão (Polo, 1987). Foi utilizada uma escala de Likert. A população estudada neste estudo foi constituída por 112 profissionais de saúde que prestavam serviços de planeamento familiar na comunidade.

Associação entre variáveis sócio-demográficas e relacionadas com os serviços e atitudes dos supervisores
A força das variáveis sócio-demográficas/relacionadas com os serviços selecionados e as atitudes dos supervisados foi avaliada calculando os rácios de probabilidades com os respectivos intervalos de confiança de 95%. Todas as variáveis foram significativas na análise bivariada, exceto o estado civil (p=0,07) (Quadros 88-9).
Das variáveis acima, o estado civil, que não foi significativo na análise bivariada, tornou-se significativo na análise multivariada de regressão logística (Tabela 9). A idade >45 anos, o grau de instrução 6-10 e o tempo de serviço <10 anos foram as outras variáveis que se tornaram significativas na análise multivariada. Todas as variáveis que se tornaram significativas não são modificáveis.
O facto de a maioria das variáveis na análise bivariada e na análise multivariada se ter tornado significativa indica a adequação da dimensão da amostra dos supervisores (PHMM).

6.6 Fase 11
Este estudo foi um estudo de intervenção, uma vez que o investigador principal pretendia avaliar a eficácia de uma intervenção educativa.

População do estudo
O grupo de estudo foi constituído por todos os PHNSS dos distritos de Kalutara (Área de Intervenção IA) e Gampaha (Área de Controlo CA) que são supervisores de MCH/FP como seu dever (primeira população de estudo). A segunda população de estudo selecionada foi constituída por todos os PHMM dos distritos de Kalutara e Gampaha.

Todos os PHNS na AI (n=25) e CA (n=35) foram selecionados para o estudo, constituindo a primeira população de estudo. No entanto, o aumento estatisticamente significativo dos conhecimentos, das competências percepcionadas e dos TQS (Tabelas) significou que as dimensões da amostra eram claramente adequadas.

A segunda população de estudo considerada para a intervenção foi a das PHMM; IA (n=288), CA (n=501) . Ou seja, foram selecionados todos os PHMM de cada área da RDHS. Ou seja, foram selecionadas todas as PHMM de cada área. Assim, não foi necessário calcular o tamanho das amostras. Foi aplicado um questionário de avaliação das atitudes.

O estudo limitou-se a duas zonas de RDHS, nomeadamente Kalutara e Gampaha, na província ocidental. Para minimizar a maturação, foram selecionadas como IA e CA as áreas RDHS que se situavam separadamente. A recolha de dados de base na zona do RDHS de Gampaha foi efectuada utilizando uma metodologia semelhante à da Fase 1. Assim, os dados de base da zona do IDSR de Kalutara e da zona do IDSR de Gampaha eram comparáveis. Outras caraterísticas sociodemográficas básicas do PHNSS e do PHMM de ambas as zonas do IDSR eram comparáveis, exceto o estado civil (p=0,006) (Quadro 92).

O método de intervenção

O método de intervenção consistiu na realização de um workshop para melhorar os conhecimentos responsáveis por influenciar a mudança de comportamento na sequência de uma mudança de atitude no grupo-alvo e para melhorar a qualidade da interação supervisor-supervisado, resultando na mudança de atitudes do PHMM. O estudo procurou desenvolver uma intervenção centrada nos resultados identificados na Fase 1. A utilidade de uma intervenção a ser incluída num programa existente depende não só da sua relevância mas também da viabilidade de introduzir essa intervenção como componente do programa. Estas considerações foram tidas em conta aquando do desenvolvimento da intervenção, que tem de ser simples e pouco dispendiosa. Com base nos resultados da Fase 1, o IP, juntamente com peritos da área, concebeu uma intervenção educativa para melhorar os conhecimentos, as atitudes e as percepções do PHNSS, a qualidade da interação supervisor-supervisado e as atitudes dos supervisados (PHMM).

Foi organizado um workshop de dois dias e a intervenção foi iniciada entre os PHNSS no distrito de Kalutara. O acompanhamento foi efectuado durante os 6 meses seguintes pelo IP.

Foram feitas apresentações e distribuídos materiais impressos entre os PHNSS. O vídeo educativo sobre comportamentos favoráveis de supervisão foi mostrado aos PHNSS durante o workshop. Durante o acompanhamento, o IP fez algumas perguntas sobre os conhecimentos (nas conferências mensais dos gabinetes do MOOH) e, ao fim de 6 meses, foi aplicado o mesmo questionário para avaliar os conhecimentos, as atitudes e as percepções dos PHNSS. A mesma metodologia foi seguida para avaliar a qualidade da interação supervisor-supervisado após o período de intervenção.

Para que uma intervenção seja considerada suficientemente útil para ser introduzida num programa de serviços em curso, é necessário considerar a sustentabilidade da eficácia da intervenção. A intervenção foi efectuada apenas durante seis meses, o que constitui uma limitação importante no que diz respeito à sustentabilidade da eficácia da intervenção. Embora esta limitação tenha sido reconhecida aquando da conceção do estudo, não foi possível alterá-lo devido a problemas práticos.

A pós-avaliação foi realizada seis meses após a intervenção, minimizando o efeito da maturação que poderia afetar a validade dos dados. Foram aplicados os mesmos instrumentos de estudo que na pré-intervenção. O efeito Hawthorne foi controlado através da utilização de uma área de controlo.

A ferramenta de autoavaliação foi aplicada como parte de uma intervenção que visa avaliar o desempenho dos PHNSS e ajudá-los a melhorar.

As atitudes tanto do PHNSS (Quadro 95) como do PHMM (Quadro 97) mudaram significativamente após o período de intervenção no grupo de estudo. As atitudes dos indivíduos têm geralmente um impacto direto no desempenho profissional.

A qualidade da interação supervisor-supervisado mostrou uma mudança significativa no grupo de estudo. A pontuação total da qualidade melhorou. Este facto pode dever-se à introdução de práticas de supervisão favoráveis aos PHNSS e à autoavaliação pelos PHNSS. Este processo foi supervisionado pelo IP em conferências mensais dos gabinetes MOOH e, no seminário, foram informados sobre a avaliação das práticas comportamentais selecionadas, após 6 meses. Isto significa que a formação, juntamente com o acompanhamento, foi suficiente para mudar o comportamento e *a qualidade da interação supervisor-supervisado.*

Os PHNSS mostraram uma mudança significativa na perceção das suas competências após 6 meses no grupo de estudo. Isto pode dever-se à compreensão adequada que adquiriram de cada prática de supervisão durante o workshop e à autoavaliação que efectuaram Tam. As competências auto-percebidas das práticas de supervisão melhoraram após a intervenção.

No grupo de controlo, apenas as percepções do PHNSS apresentaram alterações ligeiramente significativas (Tabela 94).

Estes resultados permitem concluir que um pacote educativo cuidadosamente concebido, juntamente com a autoavaliação, é capaz de melhorar os conhecimentos, as atitudes, as percepções dos supervisores e a qualidade das interações supervisor-supervisado, bem como as atitudes dos supervisados. Esta conclusão é muito importante porque a mesma intervenção poderia ser aplicada noutros distritos do Sri Lanka e obter os mesmos resultados.

As mudanças observadas podem ter sido devidas ao entusiasmo inicial. Nesse caso, seria útil efetuar a intervenção durante um período mais longo e comparar os primeiros seis meses com o último período.

A eficácia deste tipo de intervenção poderia ser reforçada se fossem acrescentadas as componentes de avaliação pelos pares e de avaliação pela comunidade. Mas as limitações de recursos e de tempo obrigaram o IP a limitar esta intervenção apenas à formação e à introdução da autoavaliação. Na estrutura atual, os supervisores não fazem uma autoavaliação por rotina, utilizando um formato designado. A avaliação pelos pares e a avaliação comunitária não são componentes obrigatórias do sistema de supervisão no Sri Lanka. A qualidade da interação supervisor-supervisado também deve ser realçada, uma vez que isso melhoraria a eficácia da supervisão.

6.7 Limitações

Este estudo teve várias limitações. Uma delas foi a limitação de avaliar apenas a cobertura do PHMM. As restrições financeiras e de tempo obrigaram o investigador principal a limitar o estudo apenas à cobertura do PHMM.

Apenas a qualidade dos comportamentos de supervisão favoráveis selecionados foi avaliada no estudo, devido a restrições de tempo e financeiras. O facto de apenas estar disponível um SPHM para o presente estudo constitui também uma desvantagem, uma vez que tal afectou negativamente a avaliação adequada dos SPHM. O período de acompanhamento da intervenção foi limitado a seis meses, o que, mais uma vez, limitou a capacidade de medir a retenção a longo prazo de conhecimentos, atitudes e competências auto-percebidas, bem como a qualidade dos comportamentos selecionados adquiridos pelos supervisores (e atitudes do PHMM). Embora se tenha observado uma melhoria no CAP e na qualidade dos comportamentos de supervisão dos supervisores e das atitudes dos PHMM ao longo dos seis meses de acompanhamento, o grau de sustentabilidade é um problema. A intervenção foi limitada apenas aos PHNSS. A viabilidade da intervenção para todos os supervisores de MCH/FP teria acrescentado mais significado ao estudo, mas as restrições práticas limitaram esta avaliação

Conclusões e recomendações

Conclusões

1. Este estudo revela que a cobertura relatada da supervisão prevista é superior à cobertura efectiva da supervisão prevista entre os supervisores dos gabinetes do MOOH (relatada - 38,6% e efectiva - 4,2%). Os supervisores dos gabinetes de RDHS também relataram uma cobertura mais elevada (69,9%) em comparação com a cobertura efectiva (22,0%). Foram encontradas associações significativas entre a cobertura da supervisão pelos supervisores de MCH/FP e as seguintes variáveis na análise bivariada: idade em anos (>45 anos) p=0,004, número de sessões de formação <2 p=0,02 e atenção adequada por parte de oficiais superiores p=04.
   O padrão global da cobertura de supervisão comunicada e efectiva reflecte a existência de uma discrepância significativa entre as duas coberturas.

2. Noventa e cinco (95) PHMM 35,1% não receberam qualquer supervisão no ano de 2009. Sessenta e nove (23,2%) PHMM receberam apenas uma única supervisão no ano de 2009. Cinquenta e sete (19,2%) PHMM receberam duas supervisões em 2009. Quarenta e sete (15,8%) PHMM receberam três supervisões. Vinte (6,7%) PHMM receberam >3 supervisões no ano de 2009. Dado que ainda não foram elaboradas diretrizes para avaliar os supervisados em função dos seus méritos e determinar a frequência adequada de supervisão para cada supervisado, não é possível tomar uma decisão sobre a adequação da cobertura acima referida. Este facto mostra que a maioria dos supervisores (PHMM) não recebeu sequer um mínimo de 2 supervisões por ano.

   3.Todas as categorias de supervisores de SMI referiram um valor de 1,5% como tempo gasto em **todos os eventos de supervisão em relação ao tempo total de serviço**. Os RDHS, DRDHS, MOMCH, RSPHNO, MOOH, AMOOH, PHNS e SPHM dedicaram 0,4%, 00%, 20,0%, 5,7%, 0,6%, 0,2%, 1,7% e 1,9%, respetivamente, dos eventos de supervisão em relação ao tempo total de serviço para a supervisão da SMI. Estes resultados indicam que a maioria dos supervisores dedicou muito pouco tempo à supervisão.

4. O curso de formação para SPHM tem a percentagem mais elevada de tempo dedicado à supervisão do ensino, ou seja, 10%. Os cursos concebidos para outros supervisores de MCH, ou seja, MOMCH, MOOH, AMOOH e PHNS, dedicam menos de 10% da duração total do curso à supervisão do ensino. Este facto indica que os cursos de formação dão pouca prioridade à supervisão do ensino.

5. O PHNSS/SPHM tinha as seguintes necessidades: diretrizes oficiais de supervisão (100%), formação em supervisão (28,0%), menos actividades não relacionadas com a supervisão (100,0%), atenção adequada aos problemas do serviço por parte dos administradores (68,0%), receber a logística a tempo (100%). As necessidades do pessoal de supervisão dos gabinetes MOOH/AMOOH e RDHS eram orientações oficiais de supervisão (100%), formação em supervisão (17,2%), menor carga de trabalho dos supervisores (menos actividades não relacionadas com a supervisão) (100,0%), atenção adequada aos problemas de serviço por parte dos administradores (20,7%) e receção rápida da logística (100%). Estes resultados indicam que a maioria dos supervisores tinha necessidade de uma diretriz de supervisão oficial, de menos actividades não relacionadas com a supervisão, de uma atenção adequada aos seus problemas de serviço e de receber a logística rapidamente.

6. As opiniões sobre as notas de supervisão por MOOH/AMOOH e RDHS/Deputado RDHS foram as seguintes: os relatórios de supervisão devem ser enviados o mais rapidamente possível (80%, 100%), os relatórios resumidos seriam melhores (92%, 50%), é necessário dar feedback (100%, 100%), ajudar a implementar o plano de ação (100%, 100%), discutir as conclusões nos relatórios de supervisão (72%, 50%), os supervisores precisam de formação na preparação dos relatórios de supervisão (100%, 100%), interpretação difícil dos relatórios de supervisão (92%, 100%). Estes resultados indicam que a maioria dos supervisores quer relatórios de supervisão resumidos. A maioria deles considera que o relatório de supervisão é uma forma de feedback e quer implementar os planos de ação. A maioria teve dificuldades em interpretar os relatórios de supervisão e sentiu a necessidade de formação em serviço para a elaboração dos relatórios de supervisão.

7. A qualidade da interação supervisor-supervisado foi considerada fraca entre os PHNSS/SPHM do distrito de Kalutara. A pontuação média da qualidade total foi de 28 num total de 110. Nas onze categorias de comportamentos favoráveis em causa, nenhum dos comportamentos excedeu os 7,7, que era o limiar para um desempenho exemplar.

8. Embora 92% dos MOOH/AMOOH e 50% dos supervisores dos gabinetes da RDHS tivessem conhecimentos adequados em matéria de supervisão, atitudes positivas e boas competências auto-percebidas, respetivamente. Nenhum dos PHNS/SPHM tinha conhecimentos adequados, atitudes e competências auto-percepcionadas (Quadros 55, 57, 59). Isto enfatiza que é necessário um maior desenvolvimento de

competências para os SNS e os SPHM.

Apenas 1,4 % dos supervisados (PHMM) tiveram atitudes positivas em relação à supervisão (Tabela 86). A maioria dos PHMM teve atitudes negativas em relação à supervisão. As seguintes variáveis mostraram associações significativas com as atitudes dos supervisores: idade em anos >45 anos (p <0,0001), aprovação no GCE (O/L) (p=0,03), estado civil (p <0,0001), serviço como PHMM > 10 anos (p=0,01). Todas estas variáveis tiveram uma relação positiva com as atitudes dos supervisores.

9. O Total Quality Score para KAP entre os PHNSS dentro da área de intervenção mostrou uma diferença significativa antes e depois da intervenção (p foi < 0,001 para todos os componentes). O TQS, KAP entre os PHNSS entre as áreas de intervenção e de controlo foram todos significativos apenas após a intervenção (p<0,001) (Tabela 95). As atitudes dos supervisores (PHMM) dentro da área de intervenção mostraram uma diferença significativa (p<0,001) na pós-intervenção. As atitudes dos supervisores (PHMM) entre as áreas de intervenção e de controlo mostraram uma diferença significativa (p<0,001) apenas na pós-intervenção (Tabela 97), o que indica que este tipo de intervenção educativa pode ser utilizado para melhorar o TQS, o CAP dos supervisores da SMI e as atitudes dos supervisores.

Recomendações

1. Devem ser tomadas todas as medidas para garantir que todas as categorias de supervisores forneçam dados exactos para calcular a cobertura comunicada. Devem ser imediatamente adoptadas medidas para melhorar a cobertura efectiva de supervisão de cada categoria de supervisores de SMI/PF. As autoridades de saúde devem analisar as causas prováveis que levam a uma baixa cobertura efectiva de supervisão. Para o efeito, é necessária mais investigação.

2. O planeamento adequado da supervisão anual a nível institucional é imprescindível para se conseguir uma cobertura máxima dos supervisados. Para o efeito, deve ser elaborada **uma lista de supervisão** em cada instituição no início do ano, com a participação de todos os supervisores. Deste modo, melhorar-se-á a cobertura dos supervisados e evitar-se-á a duplicação da supervisão. Os decisores políticos devem desenvolver imediatamente critérios para determinar a frequência da supervisão de cada PHMM. Isto ajudaria os supervisores de MCH/FP a analisar cada supervisado e a decidir sobre a frequência necessária de supervisão que tem de ser efectuada para obter o máximo de resultados.

3. Os obstáculos devem ser removidos pelos administradores de saúde, tanto quanto possível, para melhorar o tempo de supervisão em relação ao tempo total de serviço. Relativamente a este facto, a carga de trabalho dos actuais supervisores de MCH/FP necessita de uma atenção especial, sendo essencial realizar mais investigação a este respeito.

4. Recomenda-se um aumento do tempo de ensino sobre supervisão durante os cursos de formação concebidos para supervisores de MCH/FP. Deste modo, os supervisores em formação poderão dar mais ênfase à supervisão.

5. As necessidades de serviço dos supervisores devem ser devidamente atendidas pelos respectivos gestores de saúde. A formação necessária, bem como o fornecimento de logística e a formação dos administradores dos serviços de saúde resolveriam, em certa medida, estes problemas. Os administradores dos serviços de saúde devem ter em conta a carga de trabalho atual dos supervisores e tomar as medidas adequadas para reduzir a carga de trabalho, especialmente cortando, tanto quanto possível, as actividades não relacionadas com a supervisão.

6. Devem ser adoptadas medidas para melhorar a qualidade dos relatórios de supervisão. Devem ser introduzidos localmente programas adequados de formação em serviço para melhorar as competências necessárias à redação de relatórios de supervisão. Deve ser dada a devida atenção à importância dos relatórios de supervisão durante a formação de base dos supervisores da SMI.

7. Os supervisores devem receber formação em serviço e formação no local de trabalho sobre os comportamentos favoráveis dos supervisores. Para este efeito, seria igualmente útil a utilização de DVD educativos e de outros materiais didácticos utilizados no seminário.

8. É essencial encontrar estratégias para melhorar os conhecimentos, as competências auto-percebidas e as atitudes dos PHNSS/SPHM. Devem ser organizadas acções de formação em serviço ou quaisquer outros programas inovadores para resolver o problema.

Para o efeito, poderiam ser utilizados materiais didácticos semelhantes aos do presente estudo.

9. Neste estudo, uma intervenção complexa constituída por vários componentes (ou seja, materiais didácticos impressos, apresentações em retroprojetor, apresentação em vídeo e dramatizações), é muito difícil concluir que parte(s) da intervenção seria(m) eficaz(is) para alterar os conhecimentos, as atitudes, a competência autopercebida e os TQS dos supervisores. É necessária mais investigação para clarificar estas questões. Mas, entretanto, este tipo de intervenções complexas seria útil para melhorar os conhecimentos, as atitudes, as

competências dos supervisores e as atitudes dos supervisados.

10... Os resultados deste estudo seriam úteis para a elaboração de orientações nacionais sobre supervisão, ou seja, sobre a qualidade da interação supervisor-supervisado, para a conceção de cursos de formação para futuros supervisores, para a revisão das listas de deveres dos supervisores, para a elaboração de critérios sobre a frequência da supervisão do supervisado e para a elaboração de critérios para a realização de programas de formação em serviço para supervisores.

Referências

Abrahmson, JH & Abrahmson, ZH1999, Survey Methods in Community Medicine, 5th edn, Churchill Livingstone, Edinburg, pp.15-24.

Alex, G, Peter CJ1987, The function of supervision and related topics , Journal of Social work practice vol.2,pp. 19-27.

Alexi,G 2000, Health studies in Community Health, Australian Journal of Public Health 2002, vol.23, No.13, pp.18-24.

Armenakis, FO 1993, Supervising case managers, Psychosocial Rehabilitation Journal, vol.12, No.4, pp.51-59.

Ashraf , M, Abudullaly, M, Steve ,P 2002, Reducing abortion is a public health issue, visualizado em 12.12.2009,< http://www.medinet.lk/journals/CMJ/2001/reducing.htm>.

Berg, J, Valz, P, Vion, SJ 1999, Acceptance of auxiliary health worker public Health Report, vol. 92, no.3, pp. 280 - 284.

Berggren, F, Sevrinssen , ST 2000, 'Teaching primary health care, some lessons', Third world medical education, vol. 201, pp. 4 - 9.

Bhattacharyya, S, Abraham, S, Muliyil, JP 2001, Evaluating Community Health Worker performance in India, Health Policy and Planning vol.1, pp. 232-239.

Bhuliya, KH 2002, Reviews of Community based research; Assessing Partnerships apporach to improve public health, Annual Review of public health vol.19,pp. 173-202.

Bowles, F, Young,TP 1999, Measuring the working alliances in counselor supervision, Journal of Counceling Psychology, vol. 37, pp.322-239.

Breigi , F 2001, An overview of case management supervison, Caring, dezembro, 2003.

Bresnen, T, 2002, Supervising in the human services : The politics of practice, Nova Iorque, Free Press, 2005.

Buchan ,SP 2004, 'L' Inpecter pedagogique dans les pays de la communite, vol. 8, No. 5, pp. 31-38.

Chang, Y 1999, Preparar os trabalhadores para a prática do acolhimento familiar: The supervisor's dilemma, Clinical supervisor ; vol.14 No.1, pp. 19-34.

Chonko , F, 2004 How do child welfare case workers learn ? Adult Education Quarterly, vol. 43, No.1, pp. 15-29.

Cinite, SR, Fawmi, R, Kleinster, P 2009, Hand book of clinical social work supervision 3rd edition.New York, Haywarth press.

Costello, M, Lacuesta, M, Ramareo, S, Jain, A 2001, A client centered Approach to Family Planning, The Davao Project, Studies in Family Planning, vol.32, No.4, 302-314.

Cueto, R 2002, Visit a health centre in a developing country, British Medical Journal, vol.30, pp. 1034-1036.

Curtale,S, Ruck, K, Shawnne T 1995, Supportive supervision, Papua New Guinea Medical Journal vol. 38, pp.95-105.

Drudstel, F 1988, Supervision in Social & material care work, 3rd Edition Nova Iorque, Columbia University press.

Dussault, F, Janes,S, Sei Chi K 2003, How can we achieve and maintain high-quality performanceof health workers in Low-resource settings?, Lancet vol.366, pp.1026 - 1035.

Fatima M 2002, The art of helping supervised practice; skills relationships and outcomes, Clinical Supervisor, vol.13, No.1, pp. 63-76.

Fink, PA 1995, Community Health Ideologies: hot debate; East Africa Journal of Public Health, vol.25, pp. 34-44.

Flahault, D 1988. A supervisão do pessoal de saúde a nível distrital, The Rural Doctor, Vol. 27, pp. 17-24. 17-24.

Frank, SJ 1986, Unplanned pregnancy, consultado em 20.07.2010, http://youth-en.happylife.lk/kb?q=node/57#introduction.

Gazette, República Socialista Democrática do Sri Lanka, julho de 1987.

Gilson, P, Jerem, SO, Valdez,SK 1989, The physician and primary health care, Medicine tropicale; vol. 41, pp. 363 - 372.

Goulet ,F, Sing ,P 2002, Enhancing the effectiveness of prrcticum instruction, An empirical study. Journal of Education for social work, vol.18, No.2, pp. 50-52.

Greenwood, J, Wasnath , T, Vater ,KJ 1990, Primary health care; a continuous effort . Fórum Mundial da Saúde 6, pp. 230-231.

Unidade de Investigação de Sistemas de Saúde, Faculdade de Medicina, Universidade de Colombo e Gabinete de Saúde Familiar, Ministério da Saúde 2008. Assessment of Workload of Public Health Midwives in Sri Lanka [Avaliação da carga de trabalho das parteiras de saúde pública no Sri Lanka]. Universidade de Colombo e Ministério da Saúde: Colombo, Sri Lanka.

Holt, F, Price M,H, Rabinowitz, J 2007, Supervision as a medium of teaching case work, American Journal of Orthopshchiaty, vol.19 , pp. 634 - 641.

Jamil, FO, Herron, WG, primavera, LH1999, The party isn't over; The agency role in the retention of public child welfare caseworkers, Social Work,vol.1,pp. 75-82.

Jit, ME 2007, Supervisão em Serviço Social, perspetiva tridimensional. Jornal de Ciências Sociais Aplicadas, vol. 9, No.2, pp.187- 202.

Kelsey, DC, Kerlinger, DU 1986, 'Characteristics and functions of community health workers, Annals of Tropical Medicine and Parasitoloty, vol. 84 (Supplement 1), pp. 55-56.

Kerk, PCH 2005, Obsolete practices of Health care, East Africa Journal of Public Health, vol.22, pp.12-14.

Kilminster, V 2005, Supervisão dos cuidados de saúde primários na Costa Rica; tempo bem gasto? Health Policy and Plannings, vol. 5,pp. 18-120.

Kremer, J 1985, Managing supervisors: Manual for Administrators, vol.12, No.4, pp.12-30.

Kric, C 1988, Maternal and Child Health Research, vol.15, No.6, pp. 12-23.

Kroeger,PG, Toma S, Veun KJ 2003, Primary health workers in North East Brazil Social science and medicine 36, PP 775-782.

Litsios, VR 2004, A systematic narrative review of quality improvement models in health care, Universidade de Dundee e St. Andrews, pp. 1-18.

Loevinson, T, Rat,J, Sushmit N 1995, Tailândia; utilização de TBAs no planeamento familiar e nos cuidados maternos e infantis. Public health papers, vol.75, pp. 167-304.

Mary, J, Grinell, M, Jr., Rushton, A 1988, Solution focused supervision, British Journal of Social Work, vol. 26, No. 3,pp. 357-358.

MAQ 2002, Marking Supervisions supportive and sustainable: A new approach to old problems, Maximizing Access and Quality; MAQ Paper No.4.

Michico,S, Samantrai, K, Rycraft 1982, Attitudes and other aspects towards supervision. The Clinical Supervisor, vol.3, pp. 57-71.

Ministério da Saúde do Sri Lanka 2010 Estatísticas relacionadas com a saúde, Vol 4, No.8, pp. 1-17.

Ofou Amaah , S 1983, The doctor and the primary health workers, Tropical Doctor, vol. 12, pp. 101 - 103.

Peter, FK 1981, Child Welfare outcomes revisited, Children and Youth services Review, vol. 22 (9/10), pp. 789-810.

Peter, K 1995, Stress and burnout in the helping professions, Social Casework, vol. 69, No.3,pp. 147 - 154.

Pichi, FU, Williams, AB, Whelly, J 1988, A renaissance of group supervision in practicum, The Clinical Supervisor, vol. 14, No. 2, pp. 39-51.

Polo, BF 1987, The State of Health worker Supervision, Australian Social Work, vol. 37, No.3, pp. 33-43.

Procter, SJ 1986, Sustaining child survival; Many roads to choose but do we have a map? Documento informativo, n.º 51.

Remo, R, Rita, S, Pecora, PJ 1993, The roots of health work supervision; an historical review, Clinical Supervisor, vol. 15, No.2, pp. 191-198.

Segall, EK 2003, 'The Quality Assurance Project: introducing quality improvement to primary health care in less developed countries. Quality Assurance in Health Care, vol.12, pp. 147-165.

Simmons, VT 1987, Primary health worker performance, Social Science & medicine, vol. 36, pp.756-781.

Stanback , F, Rusk, ES, Pinto, BT 1995, As funções administrativas e educativas na Supervisão; Indicações de incompatibilidade, The Clinical Supervisor, vol. 12, No.2 ,pp. 39-56.

Tarimo, W 1991, Primary health care comes of age, Looking forward to the 30th Anniversary of Alma ata, call for papers, Lancet vol.370, pp. 911- 913.

Tarvrow,P, Kim, YM, Malianga, L 2002, Measuring the quality of supervisor- provider interactions in health care facilities in Zimbabwe, International Journal for quality in Health Care, vol. 14 (supplement);pp. 5766.

Tesdale, K, Ruck, VT, Joe,E 2000, Problems of cost recovery implementation in district health care : A case study from Niger, Health Policy and Planning, vol. 17, pp. 304 - 313.

Tesdale F, Pinko LS, Hans, P 2003, Supervision in ecological context: the relationship between thequality of the supervision and the work and treatment environment; Journal of social service research, vol. 8, No.4, pp. 37.

Tilcha, FS, King, J, Philips, MS 1990, Worker maturity and supervision leadership behaviour. Administração em Trabalho Social, vol. 9, No.4, pp. 3746.

Trap, EK, Veteur, EC, Pat, T 2001, Towards a Health District, Organizing and Managing District Health Systems Based on primary Health care, OMS, Genebra.

Valdez, H, Pariyow, GL, Bryce, J 1990 Improving facility based care for sick children; training is not enough. Health Policy and plannings, vol.5, pp.246-254.

Valddez, H 1990, Comité para o estudo do futuro da saúde pública, Divisão de serviços de cuidados de saúde, Instituto de Medicina, The future of Public health, Washington, DC, National Academy press.

Van Ooijen, S 2000, The development and use of the national registry of traditional birth attendants (O desenvolvimento e utilização do registo nacional de parteiras tradicionais): Public Health Papers, vol. 75, pp. 37-70.

Walt, SK 1990, The Supervision of Health personnel at District Level, OMS, Genebra.

Waterson, SY, 1982, On the job training through follow up visits to improve the quality of family planning services. Eur. J. Contraceptive Reproductive Health care 1998, vol.13, pp.23-56.

OMS 1978, Workshop on Supervise attitudes and supervisors provide report, pp. 20-27.

OMS, 1981 Workshop on provider efficiency Report, pp. 17-18.

OMS 1990 What supervision is ?; Report on Workshop on interrventions to improve supervision, pp. 18-25.

OMS 1991, Facilitative supervision; A literature review, pp. 36 - 86.

OMS 1993, Interventions and strategies to improve the use of Antimicrobials in Developing countries (Intervenções e estratégias para melhorar a utilização de agentes antimicrobianos nos países em desenvolvimento). Programa de gestão de medicamentos. OMS, Genebra.

WHO1996 Community Involvement in Health Development, Challenging Health services, WHO Technical Report Series 09, Genebra.

OMS 2002, Intervenções e estratégias para melhorar a utilização de instrumentos na supervisão; workshop sobre supervisão de apoio; Relatório 2000, pp. 17 - 28.

OMS-UNICEF 1978 ab, Relatório Conjunto para o Diretor-Geral da Organização Mundial de Saúde OMS, Genebra.

Yegdich, YS 2001, Community - direted interventions strategy enhances efficient and effective integration of health care delivery and development activities in rural disadvantaged communities of Uganda, Tropical Medicine and International Health, vol. 10, pp. 312-321.

Zeitz, FG 1993, Quality assurance management methods applied to a locallevel primary healt care system management 1993; 8:pp 235-244.

Zhongta, S, Peto, S, Fuet, SP 1996, The supervisor emphasis rating form - Revised. Councelor Education and supervision, vol. 33, pp. 294 - 304.

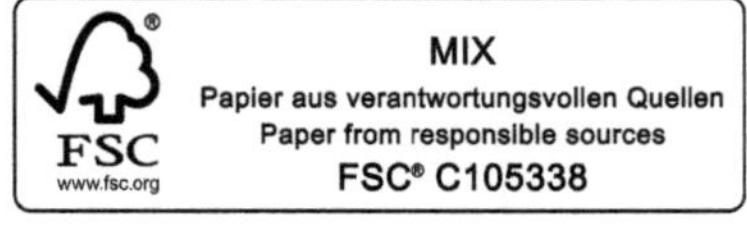

Printed by Books on Demand GmbH, Norderstedt / Germany